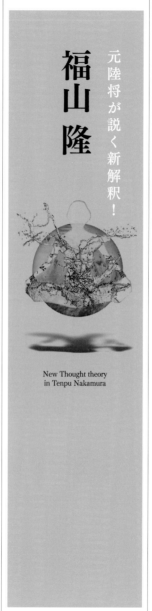

中村天風と
神心統一法

元陸将が説く新解釈!

福山 隆

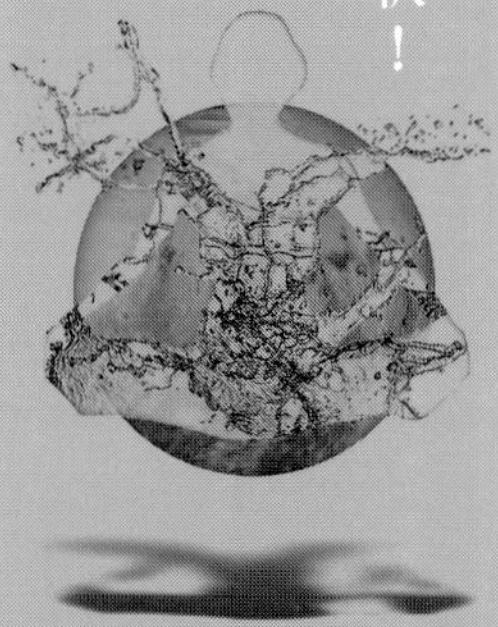

New Thought theory
in Tenpu Nakamura

プレジデント社

中村天風と神心統一法

福山隆

はじめに

二〇二二年は、政治と宗教のかかわりが問題視された年であった。安倍晋三元総理の銃撃事件を契機に、旧統一教会問題が与野党の政界を巻き込み国会でも議論された。同教会が長年、霊感商法などの違法行為・不法行為を繰り返し、信者やその家族の一部を不幸のどん底に突き落とし、反社会的な団体として社会からの批判がやまなかったからだ。

日本人の誰もが宗教の在り方について考え、本来の宗教団体は組織存続のための集金システムではなく、信仰心や信者の救済に重きを置くべきだと考えたはずだ。旧統一教会問題の前にも、世間を騒がせた宗教団体があったことを覚えているだろうか。

地下鉄サリン事件を引き起こしたオウム真理教である。私は、陸上自衛隊市ヶ谷駐屯地にあった第三二普通科連隊長時代（一九九三年七月から九五年六月）、一九九五年三月二〇日に発生した「地下鉄サリン事件」に際し、地下鉄構内に散布された猛毒サリンの除染作戦の指揮を命じられた。

この事件は、世界初の化学兵器による無差別テロだった。前例のない事態に戸惑いながらも、隊員たちの決死の努力で、汚染された地下鉄構内と車両を除染することができた。この顛末については、『「地下鉄サリン事件」自衛隊戦記』という本（光人社NF文庫）に記録を留めた。

「寝耳に水」の喩《たとえ》のような状態で、地下鉄構内に散布されたサリンの除染作戦の指揮を執った私は、任務終了後、その教訓などについて考えてみた。

私は、この事件は日本人の「心」が荒廃し「砂漠化」していることに警鐘を鳴らすものではないかと考えた。東京大学や京都大学、早稲田大学、慶應義塾大学などの高学歴の優秀な学生たちが、満たされない〝心の乾き〟を強く覚えたからこそ、麻原彰晃のカルト教にのめりこんだのではないだろうか。結果として、カルト宗教の教祖である麻原の忠実な弟子になり、命ぜられるままに前代未聞のサリンによる無差別テロに狂奔したのではないのか。

なぜ日本人の「心」が荒廃し砂漠化しているのだろうか。その理由はこうだと思う。現代社会は、経済的に豊かになり、科学技術も高度に発達し、より便利で快適な生活が実現しているが、「ストレス社会」ともいわれている。ますます激しくなる競争社会、管理社会、高齢社会により個人が孤独化するなかで、現代人は多くのストレスを抱えており、それが原因で「心の病」にかかる人が増えている。

日本人の「心の荒廃・砂漠化」を改善する方策は様々あろうが、中でも宗教は大きな助けとなるだろう。欧米などのキリスト教、イスラエルのユダヤ教、中東アフリカなどのイスラム教が人々に及ぼす大きな影響に比べ、日本の宗教は日本人の心を潤すにはほど遠いというのが現状ではないだろうか。

日本では、なぜ宗教が不活発・低調なのだろうか。第一の理由は、旧ソ連など左翼勢力の影響で、「宗教はアヘン」と見る共産主義思想の唯物史観に汚染されたからではないか。

二つ目の理由は、戦後の経済発展とそれに伴う社会福祉などの充実により、日本人の貧困状態が改善され、「生・老・病・死」の四苦が相当に緩和されたからだと思う。

三つ目の理由は、人々が「人の死」と向き合う場面が減ったからではないか。戦前は、自宅で死ぬ人の割合は約九割で、医療機関（病院）で死ぬ人の割合は一割程度だった。それが、今日では逆転し、自宅で死ぬ人の割合は一割（最近はコロナの影響で増加傾向だが）で、医療機関（病院）で死ぬ人の割合は九割になった。

昔は、お爺さんやお婆さんが死んでいく様子を、家族（子や孫たち）が看取ったものだ。つまり日本の大部分の人々が、肉親が死ぬ様を目の当たりにしていたわけだ。身近な人の死と向かい合い、それに続く葬儀に参列することは、宗教を意識・理解するよい機会になる。それゆえ、今日、身近な人の死を看取る機会が激減したことが、宗教の衰退につながっているのではないだろうか。

地下鉄サリン事件の教訓は様々あると思うが、事件に直接かかわった私としては、「日本国民はオウム事件を契機に、真剣に宗教と向き合うこと、すなわち宗教・信仰心の復興が急務である」と考えるに至った。だが、残念ながらその教訓は生かされていない。

日本人の「心」の「砂漠化」を改善することに関しては、日本宗教界の責任は重い。宗教界は日本人の「心」の救済に立ち上がるべきだろう。この問題は、宗教界だけの責任ではなく、国民的な課題でもある。

私を含む大勢の団塊の世代の高齢化が進み、〝あの世に旅立つとき〟が近づいている今日、その〝処方箋〟として、国民も政府も「福祉予算の配分」に論議を集中させている。「人はパンのみにて生きるにあらず」(マタイによる福音書四・四・一)という訓《おし》えを忘れているようだ。人間にとって、生きることと死ぬことに関して、心の支えになるのは究極的には宗教ではないかと私は思う。今日の日本では、死の恐怖や悲しみを癒してくれる宗教についての国民的な関心がほとんどないのは残念なことだ。

日本とは反対に、世界では宗教がクローズアップされつつある。冷戦構造が崩壊し「宗教はアヘン」と見る共産主義が衰退した今日では、キリスト教(カトリック、プロテスタント、正教会など各派)、イスラム教(シーア派やスンニ派など)、ユダヤ教などがクローズアップされ、宗教間の軋轢が強まりつつある。この様を見るにつけ、私は「二一世紀は宗教の世紀」ではないかと考えている。私たち日本人も、真剣に宗教と向き合う時期を迎えているものと確信する。
そのような観点から、私のような凡愚の老人がカトリックと中村天風師の教え「心身統一法」を支えとするまでの「心の軌跡」を書くことは、意義あることではないかと考えるに至った。本書が、生きることに悩み迷われている方々に、いささかでも参考になればと願うばかりである。

二〇二三年一月

福山隆

目次

序章

中村天風が教える「心身統一法」

（一）「生命の力」の強化を

本書は、表題にあるように、皆様それぞれが信仰する宗教と中村天風師の「心身統一法」を融合することにより――筆者はこれを「神心統一法」と呼ぶ――「生命の力」を強化することを目指すことを提唱するものである。天風師は「生命の力」について次のように述べている。

〈「心身統一法」という一つのドクトリン（教義）は、健康と運命とを完全にする生命要素というものをつくることをそのプリンシプル（根幹）にしているのであります。生命要素とは何かというと、平ったい言葉で申し上げると健康や運命を両立的に完成するのに必要な「生命の力」であります。私はこの力をあなた方のご理解の便宜上、六種類に分けて何時も説明しています。〉（『成功の実現』中村天風述〈日本経営合理化協会出版局〉）

六種類の「生命の力」について松本幸夫氏は『中村天風伝』（総合法令出版）の中で次のように述べている。

〈六つの力とは、一、体力　二、胆力（泰然自若の力強さ）　三、判断力　四、断行力（実行力）　五、精力　六、能力（生命力のある人というのは自分の能力を発揮できる人のこと）である。

天風は、自らがその哲学の実践者として「生命力」を十分に発揮して生きていた。だからこそ弟子の前でも力強く断言できたしその言葉には説得力があった〉

戦後の日本では宗教が低迷し信仰心が衰退しつつある現状において、「それぞれ個人の宗教と『心身統一法』を融合させることにより、宗教・信仰心を復興させると同時に人々の『生命の力』を強化すること」は、混迷を深める日本にとって極めて重要なことだと信じている。「神心統一法」の普及により、宗教・信仰心が復興されると同時に天風師の「心身統一法」にも新たな展望が開けてくるのではないかと思う。

松本幸夫氏は『中村天風伝』の中で「天風哲学は、常に進化・向上していく教えである」と述べている。「心身統一法」を、新たな視点から創意工夫して継承発展させることは、天風師の遺志に沿うものである信ずる（以下、中村天風師の敬称を省略し、天風とすることをお許しいただきたい）。

（二）「心身統一法」とはなにか

冒頭に、天風が確立した「心身統一法」の要点について説明したい。中村天風財団オフィシャルサイトでは「心身統一法」について次のように説明している（https://www.tempukai.or.jp/unity)。

〈「心身統一法」とは「天風哲学」と呼ばれる宇宙観、生命観、人生観をバックグラウンドにして組み立てられたもので、〝いのちの力〟を充分に発揮するための中村天風オリジナルの理論と実践論です。

心の態度を積極的にし、体の状態を健全に保つことで、健康で幸福な人生を堂々と歩むことができるのです。昔から学者、識者、宗教家による幸福論は多数ありますが、そのすべてが「How to say」という理想論に終始し、具体的な実践論である「How to do」が示されたことはほとんどありませんでした。偉大な〝いのちの力〟は生まれながら誰にでも与えられているものです〉

第1図「天風教の宇宙霊（神仏に相当）と人間のかかわり」に示すように、天風は一切の万

〔第１図〕天風教の宇宙霊（神仏に相当）と人間のかかわり

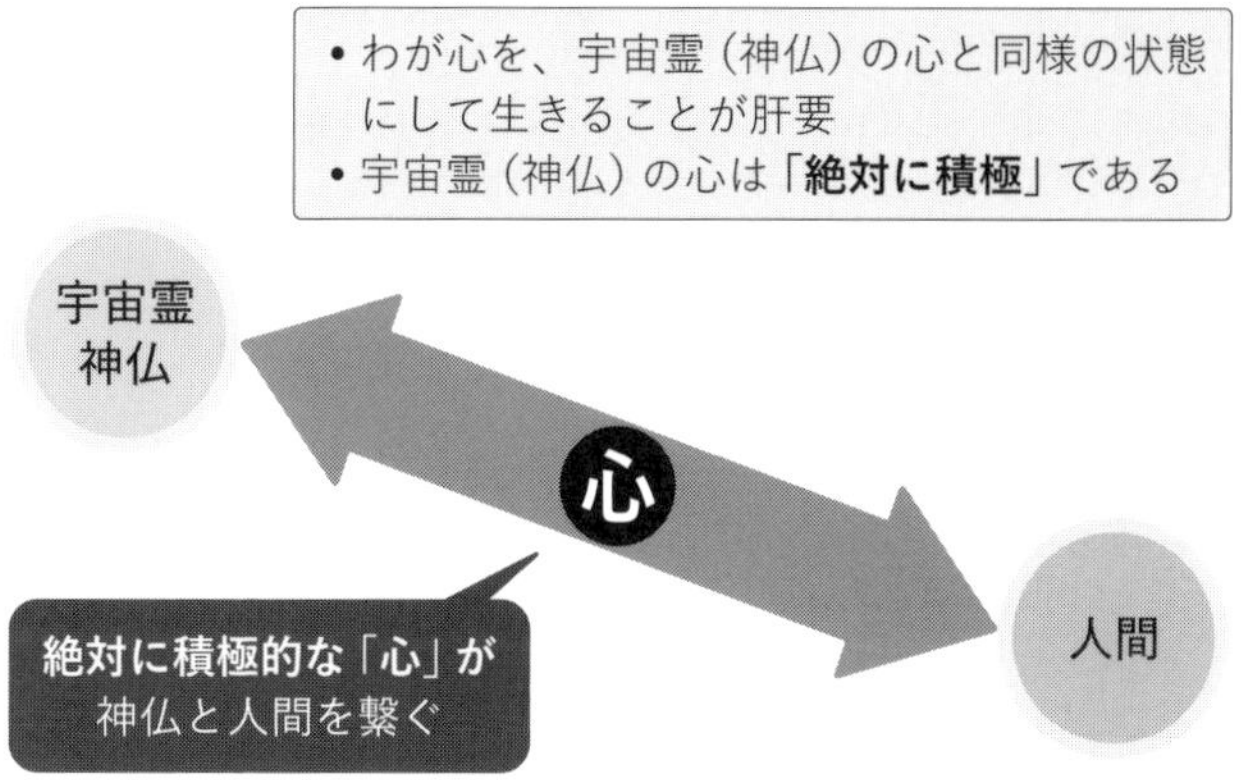
• わが心を、宇宙霊（神仏）の心と同様の状態にして生きることが肝要
• 宇宙霊（神仏）の心は「絶対に積極」である
宇宙霊
神仏
心
人間
絶対に積極的な「心」が
神仏と人間を繋ぐ

物を創るエネルギーの本源である宇宙霊（神仏に相当）と人間のかかわりについて、次のように述べている（出典：『運命を拓く』中村天風〈講談社〉）。

〈人間の心こそ、宇宙一切の造り主である宇宙大霊と自分の正目の本体たる霊魂とを、交流結合する回路である。（中略）どんな場合であろうと、この造物主（宇宙霊）と自分の生命との結び目を堅固に確保することである。（中略）造物主の心の中には、消極的な弱いものは一つもない。（中略）わが心を造物主の心と同様の状態にして活きることが、秘訣の第一である。造物主の心は絶対に積極である〉

上記は、天風の心身統一法の核心部分であ

る。『運命を拓く』中村天風（講談社）の全体の説明をもとに、改めてこの訓えを筆者流にわかりやすく表現すれば、次のようになる。

「宇宙霊と人間は『心』で繋がっている。ただ、そのためには『人間の心が絶対に積極的な状態でなければならない』という条件が付いている。人間の心の持ち方、思考の在り方を積極的・プラスに保てば宇宙エネルギー（宇宙霊・造物主）と人間の心は相互に関係・リンクし一体化し、人間に宇宙エネルギーが作用する。

このことをもっと簡単にいえば、『人生は心一つの置きどころ』ということだ。つまり人生は心の持ちようがすべてを決める――ということに尽きる」

しからば、どうやって自分の心を積極的に保つかといえば、第2図がそれを説明している。それは、潜在意識を積極化することに尽きる。人間の意識には実在意識と潜在意識があるが、潜在意識のほうが支配的である。

朝起きてから寝るまで、決してネガティブな言葉を使わず、考えもポジティブであることが絶対条件だ。さらには後で述べるような様々な手法で自己暗示を繰り返し、潜在意識を積極化する努力が必要だ。これを実践すれば、幸福で充実した人生を作り上げることができる。

「心身統一法」の効能（有効性）は実証済みだ。「心身統一法」で人生を切り拓《ひら》いた人たちの中には、東郷平八郎、原敬、北村西望、双葉山、松下幸之助、広岡達朗、稲盛和夫、松岡修造

〔第２図〕人生は「心」がすべてを決める

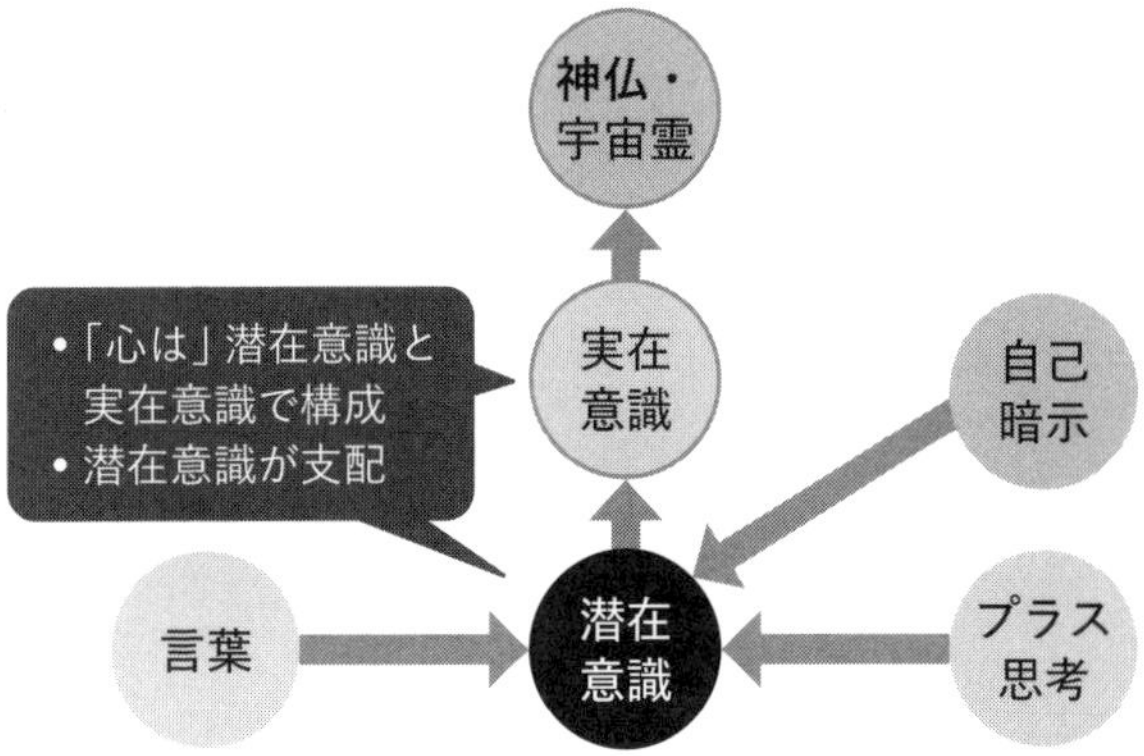

ら各界の著名人も多い。最近の人物では、メジャーリーグで大活躍をしている大谷翔平がいる。

以下、天風が確立した「心身統一法の要点」を提示する。この「心身統一法の要点」は、天風の『運命を拓く』などの著書のエッセンスを、有田焼・深川製磁社長・深川剛先生（故人）が、日常実践する際の手引きとして簡潔にまとめられたものである。

なお、心身統一法の詳しい内容については、天風自身の講演録のほか、公益財団法人天風会や日本経営合理化協会などから著書が多数出版されているので参照されたい。

「心身統一法の要点」

1　心身統一法の要点

（1）人間の生命は、宇宙霊（天地の創造主）と通じている。宇宙霊は休むことなく創造に勤しんで天地をコントロールしている。宇宙霊の心は、絶対積極であり、真（誠）・善（愛）・美（調和）である。

（2）人間の「心・思考」が人生の一切を創る。肉体も環境も、すべてが人の「心」によって創られる。「心」は、万物を生み出す大宇宙霊の有する無限の力を、自分の生命の中に受け入れる「窓」だと思いなさい。人間の「心」こそ、宇宙霊と自分の生命の本体である霊魂とを、交流・結合させる「回路」である。

（3）「心の態度＝積極的精神」が、成功を生み、また失敗にも追いやる。人間が何か思ったり考えたりすると、直ちに宇宙霊が、その心の状態の通りに働き出し、その思考を表面に表そうとする。いかなる場合にも、常に積極的な心構えを保持して、堂々と人生を歩みなさい。

賛美と感謝、欣喜雀躍、積極溌剌、勇往邁進!!

（4）「潜在意識」こそは、肉体の建設者で、また広い意味において人生の建設者である。潜在意識は、実在意識を通じて、宇宙霊と結ばれている。鏡を用いた「命令暗示法」（次項で説明）で、自分の心に暗示をかけ「心の持ち方」、「心がけ」を改善し、整えることは、人生で最も重要なことである。

（5）「言葉」は、人生や生命に絶大な影響を与える。あなたが使う「言葉」の良し悪しで、人生は良くも悪くもなる。「言葉」は、人生を左右する力のある哲学であり、科学である。常に肯定的で、積極的な言葉を使う習慣を持ちなさい。

ヨーガのカリアッパ師は、私（天風）に会うたびに"Hello！ Happiest you are in the world."という「言葉」を繰り返し語りかけてくれたものだ。

感謝と歓喜に満ちた良き言葉と行為は、人生の花園に善き幸福という実を結ぶ種子である。病になっても、不運になっても感謝しなさい。その中に感謝に値する恵みがあるのだ。

2　実践・体得する方法

（1）寝ぎわの心がけ――連想暗示法

「悲しいこと」「腹の立つこと」「気がかりなこと」など消極的なことは寝床の中に一切持ち込まない。

明るく朗らかに、生き生きとして勇ましい積極的なことを連想する。

（2）命令暗示法（鏡を利用――自分の眉間を見つめて）

鏡に映る自分の顔に向かって、自分のなりたい状態を命令的な言葉で、例えば、「お前は信念が強くなる！」「お前はもっと元気が出る！」と発声する。

実行のポイントは次の通り。

• 真剣であること。
• 『つぶやき』くらいの声でよい。
• 一回一事項であること（二回も三回も繰り返さない）。
• 命令したことが現実化するまで、同一命令を実行すること（途中で他のものに変更しない）。
• 一日中、折あるごとにやってよいが、寝ぎわにやるのが効果的。

（3）目覚め直後の心がけ――断定的暗示法

前夜、命令したことを、すでに具体化された状況で、断定した言葉で表現する。例えば、前夜「お前は信念が強くなる」と命令したら、それを「私は、今日は信念が強くなった」と、自分の耳に聞こえるようにいう。

実行のポイントは次の通り。

・目覚めた直後にやること。
・鏡を用いても、用いなくてもよい。
・一日中、回数多くやるほうがより効果的。

（4）日常の心がけ
・言葉づかい
「困った」「弱った」「情けない」「悲しい」「腹が立つ」「助けてくれ」――消極的な言葉は絶対に口にしない。
・感謝の一念
不平をいわず、「正直・親切・愉快」（三行《さんぎょう》）を生活モットーにする。
・三つの禁止（三勿《さんこつ》）
「今日一日、怒らず、恐れず、悲しまず」の実行。
・内省検討
心が積極的か、消極的か、常に客観的に検討し、少しでも消極的なものは追い出す。
・暗示の分析
他からの暗示事項を常に分析し、積極的なものは取り入れ、消極的なものは拒否する。

● 人と接する時の態度

明るく朗らかに、生き生きとして勇ましい態度で何人にも接する。ただし、不健康・悲運の人に対しては、鼓舞、奨励以外の言葉は口にしない。

● 取り越し苦労厳禁

さしあたる、そのことのみをただ思え、過去は及ばず、未来は知られず。

※筆者の補足：「明日のことまで思い悩むな。明日のことは明日自らが思い悩む。その日の苦労は、その日だけで充分である。」――マタイによる福音書

● 正義の実行

本心・良心に悖《もと》った言動は絶対にしない。

（5）危機に際しての対処法――クンバハカ法

感情、感覚の刺激、衝動を受けた瞬間、先ず肛門を締め、同時に、肩の力を抜いて、下腹部に力を充実させる。この体勢を執りながら、まず肺の中の残気を十分に吐き出してから、息を深く吸い込む。

実行のポイントは次の通り。

● 静かに、深く、長く行なう。

● 日に何度でも意識的に行なう。

（三）天風の辻説法開始から一〇〇年余

次章の「中村天風の生涯」で詳しく述べるが、天風は日露戦争の軍事密偵の任務を命がけで完遂し、無事帰国を果たした。しかし、不衛生極まる中、不眠不休で命懸けの任務は、天風の健康を蝕み、帰国して間もなく肺結核を発病した。当時、肺結核は、治療が極めて困難な死病であった。

天風は、死病を克服するためにアメリカ、次いでヨーロッパにわたり医学や哲学などを学び、肺結核を治癒する道を模索したが果たせなかった。失望のうちにフランスのマルセイユから貨物船で帰国の途に就いたが、スエズ運河が故障船で塞がれ通行できなくなり、エジプトのアレクサンドリアで滞留しているときに、偶然にヨーガの聖者・カリアッパ師と出会うこととなる。

天風は、カリアッパ師に一縷の望みを託し、師に従ってヒマラヤ山麓のゴーケ村に行き、ヨーガの修行をした。死と向き合いつつの懸命な修行が実を結び、天風は一九一三年三月、二年九ヶ月の修行で悟りに至る。これは、カリアッパ師が指導したヨギ（悟りに到達したヨーガ修行者）の中で最速の記録だったという。また、ヨーガの悟りを得ることにより、まるで奇跡のように肺結核を治癒することができた。

天風は、帰国後実業界で活躍し、遊興三昧の日々を送っていたが、師と仰ぐ玄洋社の頭山満や妻ヨシ子から背中を押され、一念発起して「人の世のため（救世済民活動）に生きること」に余生を捧げる決心をした。

天風は、布教活動に踏み切るにあたり、家族も世俗も離れて〝出家〟することを決め、一切の社会的地位と財産を整理して、単身独力で「統一協会」（後に「統一哲医学会」と改称）を設立した。

天風が布教を開始したのは、一〇〇年ほど前の大正八年六月であった。当初の三ヶ月間は、雨が降ろうが風が吹こうが、毎日握り飯を持って上野公園の精養軒近くの樹下石上と日比谷公園の大隈重信の銅像の前で大道説法を続けた。

布教を続ける間に、天風の「心身統一法」は徐々に形を整え、信奉する者（信者）も増えていった。天風の布教以降、日本は激動の歳月を重ねた。大正一二年の関東大震災、昭和四年に始まった世界大恐慌、昭和六年の満州事変、昭和一二年の日中戦争勃発、昭和一六年に始まった大東亜戦争（昭和一六～二〇年）とそれに引き続く連合軍（米軍）による占領統治（昭和二〇～二七年）など、日本国民にとっては不安極まりない時代が続いた。

そんな世相の中で、天風の教え「心身統一法」は、多くの人々の心の支えになったに違いない。直接的であれ間接的であれ、天風の訓《おし》えを受けた人々の中から、政・財・官・軍などの世界で、「世のため、人のため」に傑出して貢献した人士が数多く輩出したのも事実である。

布教一〇〇年余を迎える今日、改めて天風の訓《おし》えの足跡を辿り、天風の「心身統一法」を学び、今日それを継承・発展させることは、「世のため、人のため」という天風の志にいささかでも通じるのではないかと思う次第である。

第一章

中村天風の生涯

（一）波乱万丈の人生――誕生から日露戦争まで

天風という哲人が創始した「心身統一法」を理解するには、天風の生涯について知ることは極めて重要だと思う。以下、天風の波乱万丈の人生の始まりから、ヒマラヤにおけるヨーガの修行を経て、「心身統一法」の布教を開始するまでのあらましを紹介したい。

天風が日清・日露戦争における軍事密偵になるまでの経緯について述べる。天風は、「運命には二種類ある。それは天命と宿命だ。天命は絶対的で、宿命は相対的なもので、人間の力で打ち開いていくことができるものである」と述べている。

「心身統一法」を打ち立てる天風の人生は、まさに波乱万丈であった。そんな嵐のような人生を歩んだ天風だったが、実は、後に天風が宇宙霊と呼んだ無限の力を持つ大生命体（神や仏のようなもの）によって「天命」ともいうべき人生航路を導かれたのではないだろうか。

巨大なエネルギーを秘めた天風少年

天風は、明治九年に東京で生まれた。父の中村祐興《すけおき》は柳川藩士で性は剛毅。若くして長崎に遊学、開明派で、英字新聞に通じていて一八六四年ジョセフ・彦による日本最初の「海外新聞」を二年にわたり定期購読した二人のうちの一人。ちなみに、もう一人は福沢諭吉だったという。祐興は当時、大蔵省抄紙部（紙幣用の紙を作る部署）の部長兼工場長だった。天風が、肺結核に感染した後、米欧に治療の道を求めて海外を巡ったが、それは開明的な父の血を引いている証かもしれない。

天風は、六歳から武術を習い始め、儒学の手ほどきを受けた。天風は、関ヶ原の戦い前後に武勇で知られた立花宗茂（関ヶ原の戦いで改易後、旧領を回復した唯一の大名・武将）の子孫で、早くから日本刀の扱い方を仕込まれた。初めの三年間は歩き型と身体の変化につけての足の運び方。次の二年間が木刀の素振りと軽い重みを付けた木綿糸を垂らし、その糸の寸前で木刀を止める鍛錬を行なった。この間、「武術の本来の目的は心を練る事であり、心を明瞭にせよ」と教え込まれた。このように、幼少の頃から「心を練る」というテーマに取り組んだ天風であったが、このことは後にヨーガを修行し、「心身統一法」を確立するうえで、役に立ったのは間違いないことであろう。

天風の少年時代は、まるで織田信長に瓜二つで、腕白で手の付けられない暴れん坊だったという。外で遊んでいて蛇を見つけると、蛇の口に手を当ててそのまま真っ二つに裂いてしまう。子供同士の喧嘩でも、指を握ったら骨を折るまで離さない。耳にかじりついたら噛み千切るほどの凶暴性を持っていた。天風は後に、「自分は一種の変質的な男であった。喧嘩をすれば相手を必ず完膚なきまで叩きのめさずにはおかなかった」と述懐している。天風の母親はほとほと手を焼いたに違いない。

天風は成長するにつれ、父への反抗心が芽生え、小学四、五年になると凶暴性はいっそう昂じた。明治二一年、一三歳で東京文京区の湯島小学校を卒業した。この頃になると、熊沢蕃山翁（江戸時代初期の陽明学者）の作とされる「憂き事のなおこの上に積もれかし、限りある身の力試さん」という言葉に発奮し、家を出ることを決心した。天風少年は、「大名の子として恵まれた環境でこのまま安逸に過ごすと、己が駄目になってしまう」と考えたらしい。家を出る口実を作るためにも、意図的に父母に反抗し、「手に負えない暴れん坊」を演出したというのだ。

天風は、思惑通りに、福岡の親戚に預けられることになった。明治二一年九月、東京を後にし、福岡の名門中学である修猶館に入学した。

英語との出合い――後に欧米やインド行脚に生きる英語能力を身につける

修猶館では英語教育を重視していた。教科書は英語で書かれたものを用い、校内にいる間は「日本語を使用してはならぬ」という決まりで、天風は「Ｍｒ．Ｎａｋａｍｕｒａ」と呼ばれた。実は、天風は、幼児期に王子の大蔵省抄紙部官舎に住んでいた頃、近所に住んでいた英国の印刷技術師（お雇い外国人）の夫婦に可愛がられ、その家に遊びに行っているうちに、自然に日常の交流の中で英会話を身につけることができた。それゆえ、修猷館においては、英語は得意科目で格別優秀であった。

天風は、後に肺結核にかかり、米欧に治療の道を求めて訪ね歩き、さらにはヒマラヤ山麓（英国の植民地）でヨーガの修行をした。その際に、英語ができることが何よりも役に立った。もし天風が、英語が堪能でなかったならば、彼は肺結核に倒れ、「心身統一法」は誕生しなかったかもしれない。

「投石事件」で見せた義侠心――知行合一

明治二四年、天風が修猷館在学中のことだった。陸軍歩兵第二四連隊（福岡連隊）が修猷館の傍を行軍していると同校内から石が飛んできて、連隊のシンボルともいうべき天皇から親授された連隊旗を捧持する旗手の後ろにいた旗衛兵士に当たった。故意なのか偶然なのかは不明であったが、連隊側は「天皇陛下から親授された連隊旗めがけて石が投げられたこと」は「不敬」に当たるとして、連隊の兵力をもって修猷館を包囲し、原因と犯人究明に乗り出した。

連隊長は、「犯人が名乗り出るまでは学生を校内から一人も出さない」という強硬な方針を学校側に伝えた。しかし、夕刻になっても、投石したことを認めて名乗り出る学生はいなかった。

そんな事態に至り、天風は、「よし、俺が名乗り出よう。それによって事態が収拾し、学生が自宅に戻れるのならそれでいいじゃないか」と、決断した。王陽明の陽明学に「知行合一」――知識と行為は一体であり、本当の知は実践を伴わなければならない――という考え方（命題）がある。話は脱線するが、私は防衛大学校の学生時代、東洋哲学の授業で、麓保孝教授から「知行合一」の意義について、こんな和歌を紹介されたことを覚えている。正確かどうか自信はないが。

思いなば　行い遂ぐが武士《もののふ》の　誠の道ぞ　死狂いの道

熱血・義侠の天風少年は、「自分がやりました」と名乗り出た。しかし、連隊当局の取り調べが進むにつれ、天風は答えに窮するようになった。それもそのはず、実行犯ではないのだから。そして、結局は、嘘がバレてしまった。

引くに引けない天風は、あえて卓上にあった灰皿を尋問する兵士に投げつけた。こうして、天風は、〝念願〟の営倉（軍規に違反した兵士を入れる施設）入りを果たした。この事件では、最終的には修猷館を管轄する県知事まで呼び出され、大きな騒ぎになってしまった。

この事件における天風の義侠心ある振る舞いは、後に東京実業貯蔵銀行の頭取などの要職を擲《なげう》って、一念発起して救世済民活動を始める姿を彷彿とさせる。また、天風は、肺結核を発症した後に、その治癒方法を求めてアメリカに密航したのち欧州にまで遠征、さらにはカリアッパ師に従いヒマラヤ山麓の村でヨーガの修行をすることになるが、少年時代に見せた「知行合一」の精神は、彼の行動力の源泉なのだろう。

ちなみに、天風は、後に確立した「心身統一法」の中で、「勇気の煥発」と「本心・良心に立って生きること」の重要性を強調している。天風は、「心身統一法」で最も重要なことは、「積極的精神」であるとし、「心を積極的にする要点は、『勇気を煥発することだ』」と述べている。煥発とは、「才気煥発」の例のように、「火が燃え出るように、美点や精彩ある事柄が外面に輝き表れること」である。

また、天風の言う「本心・良心」とは、「人の心の奥底にある真実の心から発せられる声」と説明している。

修猷館在学中の投石事件で見せた天風の義侠心ある振る舞いは、まさに、「勇気の煥発」と「本心・良心に立って生きること」に合致している。天風は、少年時代からすでに「心身統一法」の基礎部分を身につけていたのではないだろうか。

殺人（正当防衛）による修猷館退学

明治二五年、修猷館と熊本の濟々黌との柔道対抗試合が熊本で行なわれ、天風は修猷館の主将として臨んだ。試合は、修猷館の勝利であったが、「肥後もっこす」といわれる熊本人気質からか、濟々黌の選手たちは敗北を素直に受け入れられず、旅館に泊まっている天風を呼び出し攻撃した。一対一では負けない天風も、相手が十一人で徒党を組んでかかってくると勝ち目はなく、袋叩きにあった。

しかし、やられたままで引き下がる天風ではない。宿に呼び出しに来た濟々黌学生の素性を知っている宿の女中の情報を手掛かりに、翌日その学生たちの家に乗り込み、リベンジした。その学生から、次の学生の居所を聞き出し、次々に仇を討った。

数人の学生を叩きのめした天風は、全員を成敗する方針を変え、濟々黌の大将に挑むこととした。天風が訪ねていくと、彼は動転して、出刃包丁を持ち出してきた。天風は「素手でやろう」といったが、逆上した相手は聞く耳を持たなかった。二人が揉み合っているうちに出刃包丁は濟々黌の大将の腹に深く突き刺さり、彼は死亡してしまった。

その様子を見守っていた濟々黌の大将の母親は、法廷の場でありのままの証言をしたため、天風は正当防衛が認められて無罪となった。天風の正当防衛が認められたのは時代的背景もあった。当時は、西南の役（明治一〇年）から日も浅く、「戦」の雰囲気が色濃く残っていた。特に熊本においては熊本城をめぐる攻防や田原坂の戦いなどの激戦が繰り広げられており、いっそうその影響は強かったはずだ。田原坂の戦いで、警視隊の中から剣術の優れた者を選抜して抜刀隊を編成して白兵戦を戦った経緯がある警察は、「学生の刃傷事件」くらいでは驚かなかった。天風が、出刃包丁を持った相手と素手で戦ったことを内心は褒めていたのかもしれない。さらには、前回の投石事件で営倉に入れられた経緯――仲間学生のために犠牲を買って出る義侠心――も悪い印象を持たれることはなかったはずだ。

そんな世相的な雰囲気の中ではあったが、修猷館側としては相手学生が死亡したことを重く受け止めた。そのことを忖度した天風は、自ら退学を願い出た（明治二五年）。

天風が後に師と仰いだ頭山満は、彼に対し、「天のまさに大任をこの人にくださんとするや、必ずまずその心志を苦しめる」と言ったが、投石事件や殺人（正当防衛）事件などは、まさに天風の「心志を苦しめる」ために天が与えた試みの始まりだったのではないか。

天風が濟々黌の柔道選手たちと演じた一連の行動を見れば、「投石事件」と通底する彼の心根を読み取ることができる。その天風の特徴的な心根とは、「投石事件」の項で書いたとおり、『『本心・良心』を貫こうとする『勇気』』であろう。

天風は、「心身統一法」を確立した後、講演などで「『本心・良心』を貫く『勇気』」の重要性を強調し、「自ら反《かえり》みて縮《なお》くんば、千万人と雖《いえど》も、吾往かん」という孟子の教えをたびたび口にしている。

天風は、すでに少年の頃から、後に「心身統一法」で強調する精神の一部を、理解・実践していたのではなかろうか。

頭山満の門下生に

明治二五年、修猷館中学を退学した天風は、頭山満の玄洋社に預けられた。「心身統一法」を創始した天風を理解するためには、彼が終生、師と仰いだ頭山満を知っておくべきだろう。

頭山は東洋の巨人といわれたが、役人にも政治家にもなっていない。頭山が尊敬してやまなかったのは西郷隆盛であり、彼は西郷の精神の後継者を自負している。西南戦争に加わろうとしたが果たしえなかった。その後の自由民権運動にも係るが、最終的には、玄洋社という政治結社を率いて、無位無冠の浪人ながら、明治から昭和初期まで政財界に大きな影響力を持ち、薩長の藩閥政府を震撼させるパワーを持っていた。

頭山は、「日本は大アジア主義をとるべきだ」という信念に基づいて、中国の孫文や朝鮮の金玉均、インドのチャンドラ・ボースなどの革命家の支援を行なった。頭山のこの信念は西郷に倣うものである。

西郷は、明治初期に、西洋列強が産業革命により生まれた文明の利器（武器）を利用しアジア諸国を侵略する姿を見て、「非常に野蛮であり、文明国家としてあるべき姿でない」と厳しく批判した。そのうえで、西郷は、「日本が目指すものは、東洋の王道思想に基づいた民の為の政治であり、そしてその思想を共有するアジア諸国との連帯を図るべきだ」と説いたのであった。頭山は、この西郷の考えに大いに共感し、西郷亡き後もその考えに基づいて玄洋社を率い「大アジア主義」の活動を展開し、野にありながらも、内外に非常な影響を与えたのだった。

頭山の玄洋社には、血気盛んな若者が集まっていた。精気に溢れ機敏な天風はその中でも格別に頭角を現した。天風の気性の荒さから「玄洋社の豹」と恐れられた。天風は、心から頭山に心服し、その師弟関係は終生変わらなかった。

頭山は、人間の才覚を引き出し、それを活用することに優れていた。頭山は、天風の剣術、勇気、行動力、俊敏さ、沈着冷静さなどに着目していた。時あたかも日清戦争前夜であった。当時の陸軍は、軍事情報を集める密偵（一種のスパイ）要員を集めており、玄洋社の頭山の下に河野金吉という陸軍中佐が訪ねてきた。河野中佐は頭山に、「日本と清国との間に、戦が起こる気配があります。いまのうちに遼東半島の視察旅行（軍事的な調査、すなわちスパイ）をしたいのですが、鞄持ちが一人欲しいのです。命知らずの若者を推薦していただけないでしょうか」と頼んだ。

天風は、頭山から陸軍中佐の河野金吉を紹介された。頭山は天風に直截に、「人を殺しても警察から捕縛される心配がない仕事がある。お国のために命を懸ける任務をやることになる。おぬし、やってみる気はあるか」と訊ねた。

頭山に心服する天風は、即座に「ハイ、やります」と答えた。この様子を見ていた河野中佐は天風の潔さと気迫にほれ込み、「頭山さん、この若者をぜひお国のためにください」と頭山に頼み込んだ。こうして、天風は、日清戦争に引き続き日露戦争の軍事密偵を務めることになるのだ。

頭山と天風の関係を見れば、頭山は結果として天風の「心身統一法」を世に広めた「産婆役」であったのではないか。その理由をかいつまんでいえばこうだ。

天風が頭山の玄洋社に入ったことで、日清・日露戦争の密偵になった。この戦役に命がけで活躍した天風はその激務がたたり、死病の肺結核に感染した。それを克服するために、アメリカと欧州を訪ねたが、求めるものを得ることができなかった。そして、アレクサンドリアでヨーガの指導者カリアッパ師に巡り合い、ヒマラヤ山麓でヨーガの修行を行ない、悟りの境地を拓くとともに、肺結核を克服することができた。

天風は、帰国後、実業界で活躍し、放蕩三昧に暮らしていたが、さらなる転機が訪れた。その転機とは、天風が実業界で得た一切を投げ打って、いわば天風の訓《おし》えともいうべき「心身統一法」の布教を始めることである。その転機を作ったのは、奇しくも頭山である。そのことについては、また後で述べる。

このような経緯を顧みれば、天風が玄洋社に入って頭山満に出会うことがなかったならば、彼の「心身統一法」が生まれ、そして世に流布することは決してなかったことだろう。結果として、頭山は、天風が「心身統一法」を生み出し、これを世に広めるうえで〝産婆役〟を務めたことになる。

日清・日露戦争における軍事密偵活動

修猷館を退学し、玄洋社で浪々の日を送っていた天風は、頭山の計らいで、河野金吉中佐の鞄持ち（実は軍事密偵）として明治二五年から二六年にかけて、日清開戦前に主戦場となる満州に潜入することになった。潜入目的は、日清戦争の主戦場に想定される大連から遼東半島の金州城や九連城周辺の兵要地誌について偵察・調査・記録することだった。兵要地誌とは、戦争をするために必要な戦場の情報で、地形、鉄道、道路、河川、山岳、海浜、港湾、敵の陣地・要塞・配兵、気象、人口、住宅、通信施設、工場、民情など多岐にわたる。

清国は、当然日本の偵察・調査活動があるのを予期し、対抗手段を講じていたはずだ。従って、その任務は極めて困難であったことだろう。そんな環境の中で、天風は、河野中佐の手となり足となり精力的に探索行動を行ない、成果を上げた。天風は、この約一年間に中国語を習得した。

天風は、この偵察・調査活動を通じ、「知りたい具体的偵察・調査内容を明確にして、自分の全エネルギーを投じて、可能な限りの偵察・調査活動をする」というインテリジェンスの手法を学んだはずだ。この体験は、後に肺結核治療法を見つけるという明確な偵察・調査目的で命懸けで米欧を訪ねる旅に繋がることになったと思う。

日清戦争（明治二七年〜二八年）が終わると、今度は日本とロシアの間で、朝鮮半島と満州の権益をめぐり対立が深まった。参謀本部は秘密裡に軍事密偵を募集した。日清戦争前夜に清国に潜入し、河野中佐のもと軍事密偵を行なった天風は、そのときの痛快さが忘れられず応募した。参謀本部は、三〇〇〇人の応募者の中からまず二〇〇人を選抜し、彼らに対して厳しいスパイ特殊訓練を一年間実施したが、最終的に合格したのはわずか一一三人だった。もちろん、天風も合格者の一人で、明治三三年の夏に陸軍参謀本部情報官員歩兵大尉に任官した。二四歳のときだった。

日露開戦約一年前の明治三五年末に、呼称番号一〇三号・藤村義雄の偽名で満州に潜入した。ただちに、日露開戦前のロシア軍情報の収集と後方攪乱のための謀略工作を開始した。天風は、満州生まれ・育ちの橋爪亘と近藤信隆とチームを組んだ。二人は、満州人そっくりで中国語も堪能だった。

翌明治三六年は、しばらく北京と天津での任務をこなした後、再び満州に潜入した。この間、ハルビン西方の宋屯付近にある馬賊の拠点で数日間滞留した。

明治三七年二月、日露戦争が勃発した。天風は、ロシアの後方兵站基地があるハルビンで破壊活動を展開した。少数のゲリラによる攻撃で敵の兵站基地や司令部などを襲えば、その効果は絶大である。

こんな生死を賭ける戦場で、健気に咲いた〝一輪の花〟と出会い数日を過ごした。〝一輪の花〟とは、ハルビンお春という馬賊の頭目だった。後に天風は「私は、世界の三分の二を回ってきたが、美人だと思ったのは、ハルビンお春とサラ・ベルナール（後で詳述）の二人だけだ」と述懐したという。

「情けは人の為ならず」という言葉があるが、天風はまさにこの言葉通り満人少女に命を救われることになった。ハルビンお春が、「可愛い娘をお前の遊び相手にやるよ」と、玉齢という名の一六歳の少女を天風に贈った。玉齢は、馬賊から拉致されたのであった。天風は玉齢が不憫になり、馬車に乗せて実家まで送り返してやった。

それから一ヶ月ほど経った三月二一日、天風はコサック兵に捕らえられ、翌朝には死刑宣告を受けた。天風は刑場に連れて行かれ、杭に縛り付けられて立たされた。「何かいい残すことはないか」と問われたが、「ない」と答えた。それがスパイの運命と覚悟していたのだ。

コサック兵の指揮官は「ロシア帝国皇帝ニコライ二世の名において銃殺刑に処する」と宣言し、「撃ち方用意」という射撃準備の号令をかけた。射手たちが一斉に銃を構えると、流石の天風も観念して瞑目したという。その瞬間奇跡が起こった。同僚の橋爪とあの玉齢がハルビンお春率いる馬賊とともに駆け付け、コサック兵目がけて手榴弾を投げつけた。手榴弾はコサック兵をなぎ倒したが、天風も杭ごと吹き飛ばされた。だが、幸いにも九死に一生を得た。

残念なことに、玉齢はコサックの銃弾で〝戦死〟してしまった。天風は以後この日を、己の「第二の誕生日」と称するとともに命の恩人の玉齢を偲ぶ日としたという。

天風の死線を越える活躍は続いた。明治三七年四月には後方攪乱のために、東清鉄道や松花江の鉄橋を爆破した。また、民間人ながら陸軍の特務機関に協力し、ロシア軍の鉄道破壊工作に従事して、ロシア軍に捕らえられて処刑された横川省三氏と沖禎介氏（いずれも民間人スパイ）の遺骨を奪還した。

「人斬り天風」と呼ばれる所以となった馬賊との斬り合いもやった。馬賊六人と斬り合いをしているとき、ピストルで撃たれたが、相手を斬り倒した。そのとき天風は面白い体験をしている。天風は、それから数日間戦場を駆け抜け日本軍の屯所に戻った。橋爪が天風の腹に銃弾の跡を見つけたのだ。橋爪から言われて、上半身裸になってみると、腹の傷は小さかったが、背中にはザクロのような傷跡が残っていた。馬賊が放ったピストルの弾は、天風の体を貫通していたのだ。

天風は、橋爪からそのことを聞いた途端、へたへたと倒れ込んだという。腹をピストルで撃ち抜かれたことに気づいていない間は何ともなかったが、弾が貫通していることがわかった途端、恐怖に襲われたのだ。

天風は、後にカリアッパ師からヨーガの修行を受け、「心が体をコントロールしている」という事実を悟ることになるが、この銃弾がわが身を貫通した体験は、いち早くそのことを実感するものだったに違いない。

天風の活躍は続いた。秋には、河北省の承徳宮（かつて清朝皇帝が避暑と公務を行なう場所として建てられた山荘）の高い楼門からロシア騎兵の動きを偵察中に狙撃され、それを躱《かわ》そうと楼門から飛び降りたときに背骨を打ち、三日間の昏睡状態の後、数十日も動けないほどの重傷を負った。それ以来、そのときの後遺症でたびたび強度のめまいに襲われることになる。

敵はロシア兵だけではなかった。牡丹江では、オオカミの群れに襲われ椎木《シイノキ》の上で三日三晩過ごし助かった。仲間の一人は、これに耐えきれず三日目の夕方に木から飛び降りたところをオオカミに襲われ餌食となった。

明治三八年九月五日、日露戦争は終わった。日露戦争に備えて参謀本部が放った軍事密偵は合わせて一一三名いたが、そのうち生きて大連に到着したのはわずか九名であった。生還率は、実に一割に満たなかった。

このように、天風は日露戦争では何度も生死の境を潜り抜けた。天風は、以前にも死と向かい合ったことがある。前述のように、出刃包丁を持つ熊本濟々黌の柔道の大将と揉み合っているうちに相手の大将が自分の腹を抉《えぐ》って死亡した事件のときだ。

人間が自分の心と向き合う場面で、その心が最もピンチに陥るのは「死の恐怖」と向き合うときである。このように、天風は、肺結核発症以前にも何度も「己の死の恐怖」と向き合ったわけだ。そして、最後に、しかも長期にわたって「死の恐怖」と向き合うことになったのが、日露戦争からの生還後に奔馬性肺結核に感染したときだった。

このように見れば、肺結核に感染する以前にも、天風は「死の恐怖」をすでに何度も体験済みだったのだ。天風の人生全体を振り返れば、戦場において生死の境を潜り抜ける体験さえも、後にヨーガの修行を基礎にして「心身統一法」を創出するうえで大いに役に立ったというべきだろう。

もう一ついえることがある。天風は、「心身統一法」を確立したが、その中で宇宙の創り主である「宇宙霊」（天風によれば「神でも仏でもいい」という）の存在を挙げている。あえていえば、天風が三年近くも戦場を駆け回りながら生死の境を潜り抜けて生還できたのは、「宇宙霊」が天風に格別のエネルギーを分派してくれた結果なのだろう。

（二）　肺結核克服の道を求めて米欧を行脚

国内における肺結核克服方法の模索

明治三九年二月、天風は軍事密偵の任務を解かれ、朝鮮総督府の高等通訳官の職務に就いた。とはいえ、天風の体は三年九ヶ月に及ぶ戦場の激務・傷病で完全にボロボロの状態だった。両眼に重度の視力障害を受けて右目はまったく見えず、左目はわずか〇・一に近く、耳は中耳炎と難聴になり、またハルビンの松花江の鉄橋爆破の爆風で下顎の歯を傷めてしまった。まさに満身創痍の状態だった。

そんな天風を、病魔が襲った。高等通訳官の任務に就いて三ヶ月経った頃、天風は喀血《かっけつ》した。当時、同僚の陸軍中尉の某はその様子を見て、「自分の兄がこれと同じ病で死んだ」と不用意な言葉を吐いた。

死さえも恐れぬ強靭な気力を具えていたはずの天風だが、その言葉を聞いた途端に強いショックを受け、満足に歩けない状態になってしまった。天風が罹ったのは、進行速度の速い悪性の奔馬性肺結核だった。

天風は気を取り直して、肺結核の克服方法を知ろうと日本国内では著名な学者や宗教家を訪ねて回ったが、その結果は失望の連続だった。天風財団の第四代会長を務めた杉山彦一氏はそれに関して天風から聞いたその間の経緯などを次のように述べている。

〈(天風の)お父さんは宗教家の指導を受けるように勧めた。最初はキリスト教の方が来たそうだ。その方は、「ひたすら『天にましますす主なる神』を拝め、そうすればあなたは救われる」と言われた。天風青年は、治りたい一心から懸命に拝んでみたが、かえって喀血がひどくなった。それで、天風青年は父上に「どうもキリスト教は肌に合わないようです」と言って、やめたという。

次に天風青年の前にやってきたのは、有名な禅僧だった。その禅僧は天風青年の病室に入ってくるなり、「〝肺病やみ〟はお前か。馬鹿だからだよ、お前は!」と一喝するだけで帰ってしまった。

天風先生は、この二人の宗教家に会い、教えてもらった感想をこう述べられた。「一流の指導者とはいっても、二階から目薬を落とすみたいで、ちっともうまくいかない。俺が指導者ならもっと理路整然とした具体的な方法で人を救うのに」

それが実現するのは、ずっと後のことです。

「人を救うのは"How to say"ではなく、"How to do"でなくてはならない」と、後に先生が具体的な方法を説かれるようになったのは、肺病やみの悩み、苦しみ、辛さ、それにあの時の宗教指導者に対する憤りが、根底にあったからに違いない。(『致知』誌一九九六年三月号)〉

ニューソート作家の助けを求めて

明治四一年、三二歳のときだった。死病克服の道を暗中模索するなか、学習院時代のクラスメートだった岩崎久弥氏（三菱財閥三代目総帥）が微かな希望を抱かせる一冊の著書を天風にもたらした。それは、オリソン・スウェット・マーデンが著した『如何にして希望を達し得るか（How to get what you want)』という本だった。天風はこの本を読んで大きな感銘を受け、「座して死を待つより、マーデンから心の強さを取り戻す方法を教わりたい」と思う一念で、渡米を決心した。渡航費は九州にいる富豪の叔母から協助してもらうことになった。幸いにも、肺結核は小康を保っていた。

ちなみに、天風が心を惹かれたマーデンの言葉は、次のようなものだった。

〈私たちの境遇は私たちの心の引力の結果である。常に病気を思ったり、それを気にしたりしていては、到底健全にして抵抗力のある身体を作り上げることはできない。病気にかかっていない状態を常に心に描かなければならない。然るに汝の求めるものをまず考えてみよ。自ら求めるものに対して心の全力を集中して考えてみよ。これすなわち、自ら求めるものに対して磁石となす途である〉

天風は、藁にも縋《すが》る思いで「マーデンに会って教えを受ければ、自分は救われるに違いない」と考えた。知行合一を身上とする天風はすぐにアメリカへの渡航の実現に取り掛かった。とはいえ、肺病の患者がアメリカからビザを取得するのは至難の業だった。肺結核患者には出国許可が出ないため密航する道を選んだ。

天風は明治四二年五月一一日、日本を出て上海に渡った。上海で戸籍を買い（当時一〇〇円）、身分を孫文の父親の愛人の子供「孫逸郎」と偽って中国人に偽装し、アメリカへの渡航目的を、「葉巻タバコの工場長のアシスタントとして赴任する」こととした。いよいよ、密航の開始である。天風は、上海を出港し、インド洋を経て、希望峰を回り、大西洋を横断してアメリカを目指した。八月、九三日間の船旅に耐えてアメリカ東部ニューヨークに到着した。ニューヨークでは友人の吉沢外務省公使を頼った。

一一月、やっとのことで当時アメリカ随一の哲学者といわれた待望のマーデンとの面会が叶い、訪ねた。この哲学者は、「私の著書を何度読んだか」を尋ねるので、天風が「一〇回」と答えると、「私の著書をそらんじるくらい繰り返し読め」という単純・漠然とした言葉を吐いたが、それは天風が合理的に考えて納得できるものではなかった。

天風が「そんなことをしていたら、治る前に死んでしまう。俺には時間がないんだ」と問い詰めると、マーデンは「真理を知らずして死ぬものより、真理に一歩でも近づいて死ぬもののほうが幸せだ」と言い訳のような答えを返した。天風はその言葉に失望した。

死病克服の希望を抱いてマーデンに会ったわけだが、その期待は裏切られた。天風はマーデンから直接救いの道を教えてはもらえなかったが、マーデンとその著書こそが、天風を日本の外（外国）に出ることを決断させ、最終的にはカリアッパ師というヨーガの聖者と邂逅するように導いてくれたわけだ。

マーデンの「思いは実現する」という考え方は、後に天風が確立した「心身統一法」と相通じるものがある。天風が求めていた「真実」に限りなく近い「答」が、実はアメリカには存在していたのである。ただ、マーデンは「How to do」について、具体的に天風に示すことができなかったのである。

後で述べるが、天風にアメリカ渡航を決意させたマーデンは、ニューソート（New Thought、新思考）と呼ばれる運動の系譜に属する作家だった。ニューソートは、一九世紀のアメリカで始まったキリスト教における新潮流の一つで、カトリックなどからは一種の異端的宗教・霊性運動と見なされていた。この新潮流の思想のなかには「引き寄せの法則」とか「ポジティブ・シンキング（積極思考）」と呼ばれる考え方がある。「引き寄せの法則」とは、「心や思考の性向が健康や経済状態として現れるという法則」のことだ。そのことをもっと端的にいえば「思いは実現する」ということになる。

ニューソートは、現世利益の追求を戒めるキリスト教プロテスタント系カルヴァン主義への反発を背景に生まれた。ニューソートは、「自己啓発」や「成功哲学」などの源流となるものである。ニューソートについては、第四章で改めて論じることとする。

女優サラ・ベルナールとの出会い

マーデンに失望させられた天風は、死病克服のための行脚を、大西洋を越えたフランスにまで延ばした。ある日本の商社の幹部が『近代細菌学の開祖』と呼ばれるルイ・パスツール（一八二二年〜九五年）を輩出したフランスに行けば有益なものが見つかるかもしれない」と助言し、サラ・ベルナール（一八四四年〜一九二三年）に紹介状を書いてくれた。

サラはフランスの舞台女優で、天風に負けずとも劣らない波乱万丈の人生を歩いた女性だった。彼女の母親（ユダヤ系行商人の娘）はパリの高級娼婦で、父親が誰かは定かではなかった。彼女は、そんな境遇から身を起こし、ヴィクトル・ユゴーに「黄金の声」と評されたほか「聖なるサラ」や「劇場の女帝」などとも呼ばれ、一九世紀フランスにおける最も偉大な「悲劇の女優」の一人であると考えられている。彼女のために豪華で精緻な舞台衣装や装飾的な図案のポスターが作られたが、これが「アール・ヌーヴォー」という新芸術様式・運動に発展した。

天風と会った頃には、サラも結核を患っていた。天風の場合は肺結核だが、サラの場合は膝の骨の結核だった。一八八七年に発症し、天風と邂逅した数年後の一九一五年（七〇歳）には右足を切断した。サラはそれでも座ったままで演技をし続けた。木製であろうがセルロイド製であろうが義足をつけることを拒んでいた。第一次世界大戦では、持ち運びできる椅子を持参してドイツと戦う前線の仏軍兵士たちのところへ慰問を続け、「椅子の小母さん」と呼ばれることを望んだ。サラは決して自分の身体の障害について、心の内を明かすことはなかった。ただ「ほら見て、私、ホロホロチョウよ！」といって人の笑いをとるだけだった。

サラの生き様を見ると、その波乱万丈の人生を力強く生きることができたのは持ち前の「強い心」だったのではないだろうか。死病の肺結核を抱えてアメリカから欧州に来た天風もサラに負けないくらいの「強い心」の持ち主だった。サラと天風は「心の強さ」という点で、肝胆相照らしたのではないだろうか。そしてその「心の強さ」が、後に天風が「心身統一法」を確立することに繋がるのはいうまでもない。

サラとの出会いは、天風が求めていた死病の肺結核の治癒方法に直接的な答えをもたらしたわけではないが、以下述べるように、多くの有益な情報・成果を恵んでくれた。

サラの女優としての全盛時代は五六歳ごろまでで、天風が訪ねた頃にはすでに六〇歳代半ばに差し掛かっていた。しかし、天風にはまるで娘のような若さに見えた。その若さを保つ秘訣は、「赤子のような『心』になり、食事のときには笑うことである」と彼女は天風に教えてくれた。

後年、天風が笑うことの重要性を弟子たちに説いた。ちなみに、大正一五年一二月、皇族の竹田宮、北白川宮および東久邇宮殿下に進講した際にも「笑いと人生」をテーマにして話をしたという。天風は三皇族に対して、神経系統のバランスと笑いの関連性を説明したうえで、二度とない人生で、自己の運命を切り拓いて力強く生きていくためには、「明るく笑いのある日々を送ることが重要である」と説いたという。天風は、「笑い」を取り入れている実例として、ドイツのヤングボーン療養所では食事の前に大声で笑い、その後に食事を始めていることを紹介したという。

余談だが、天風会では現在も食事前に「笑うという行」を行なっているそうだが、これはドイツのヤングボーン療養所での食事風景を見たことがそのルーツとなっているのだろう。

サラは天風にリヨン大学のリンドラー博士を紹介してくれた。リンドラー博士は、鏡を用いた自己暗示法を創始し、それを実践していた。後年、天風は、鏡による自己暗示法を、「観念要素の更改（潜在意識の改善・更新）法」として、採り入れることになる。その意味では、サラは天風の「心身統一法」に大きな「贈り物」をしてくれたわけだ。

さらに、サラは天風にとって後に「心身統一法」に繋がる貴重な本を贈呈した。それはイマヌエル・カントの伝記であった。天風は読んでみて強い感銘を受けた。カントは少年時代から身体虚弱だったが、医者から「身体は辛いだろうが、心は何ともないだろう。そのお前の丈夫な心を生かして生きることの感謝と喜びを味わいなさい」と言われたことにより、精神的に蘇り、大哲学者になることができたというのだ。

このカントに訓《おし》えた医者の言葉は、後に天風が確立した天風哲学「心身統一法」と相通じるものがある。天風は後に、「たとえ身体に病があっても、良くない運命に遭遇しようとも、心まで病ますな。辛いこと苦しいことも喜びとして受け止め感謝して生きれば病も運命も克服できる」と説いた。

天風は、ヒマラヤでの修行において「悟り」の境地を極める過程で、ふとサラから貰ったカントの伝記を思い出した。そして、カントを蘇らせた医者の言葉が「悟り」の境地に通底していることに気づき、改めて感動し、涙を流したのだという。のちに天風は、作家の宇野千代にこう語ったという。

〈ふと私は、それから一年ばかり前に、パリにいた時、サラが読んでごらんなさいと、言って渡された、イマヌエル・カントの伝記を、思い出すともなく思い出したのであります。私の心の中に、まさに、もう一人の自分が思い出したのだとしか考えられない。考えようともしなかったことですよ〉（『天風先生座談』宇野千代（二見書房））

世界の三分の二を行脚した天風であったが、そのなかでサラから学んだ「笑いの重要性」、「リンドラー博士の鏡を用いた潜在意識の改善・更新方法」「イマヌエル・カントの伝記」は、のちに「心身統一法」を確立するうえで大きな収穫だった。だが、その時点では、それらの収穫だけでは、とても死病を克服することはできなかった。

天風は、当時世界屈指の哲学者といわれるドイツのハンス・ドリュース博士を訪れて道を求めた。しかし、さすがのドリュース博士も天風の命を救う処方箋は示し得なかった。天風は、後に作家の宇野千代に「あれッ、世界一の人生哲学者が、この問題を知らないのかと、と思って、私はがっかりしちゃった」と話したという。

二年もかけて欧米で死病克服の道を探し求めたが、ついに見つけることはできなかった。アメリカでは小康状態を保っていた病状だったが、ヨーロッパに来てから悪化し始めた。気丈な天風も「俺は日本に帰ろう。どうせだめな命ということになったんなら、生まれ故郷の祖国の土になったほうがいい。桜の咲く国、富士山のある国。そうだ、一六のときから運命のサイコロの長半が日本から離れて満州、蒙古と命がけの仕事をして、挙句の果てがこの病。せめて死ぬだけは日本の土で死のう」と決心し、二年にわたる「生きる術を見つける旅」に終止符を打つことにした。

(三)　カリアッパ師との運命的な出会い

「心身統一法」創出の原点

明治四四年五月二五日、天風は、サラ・ベルナールの従兄が船長をしていた貨物船に乗り込み、失意のうちにマルセイユ港を出発し日本に向かった。この船はマラッカ海峡のペナンが目的地なので、天風はそこから船を乗り換えて上海経由で日本に戻る計画だった。

スエズ運河に近づいた頃、「イタリアの軍艦が故障してスエズ運河を塞ぎ、通行止めとなっている。貨物船はアレクサンドリアの港で五日間待機せよ」との知らせが入った。天風が乗った貨物船は、ナイル川河口のアレクサンドリアに入港した。

フィリピン人の船員が天風に、「船の中で五日間も寝て過ごすのは退屈だろう。折角だから明日はエジプトのピラミッドを見物しに行かないか」と誘ってくれた。天風はそれに応じることにし、船から上陸し、ピラミッド見物に便利なカイロ内のホテルに泊まった。

夜中過ぎに、トイレに行こうとした天風は突然喀血した。フィリピン人は自分だけピラミッドに向かい、衰弱しきった天風は取り残され、ホテルのベッドで横になっていた。それを心配したホテルのテーブルマネージャーが、「何か食べたほうがいいよ」と声をかけてくれた。天風は大男のテーブルマネージャーに抱きかかえられて食堂に行った。

天風が食堂に行くと数人の先客がいた。彼らは薄紫のガウンをまとっており、東洋人の風貌だった。高位の人物らしい一人の男を、二人の従者らしい男たちが孔雀の羽で作った団扇のようなもので煽いで、群がりくるハエを追い払っていた。食堂のボーイが恭《うやうや》しく礼をするのを見た天風は、その男は王侯貴族ではないかと思った。

天風は、その男の不思議な業を目撃した。団扇をかい潜って食物にとりついたハエに男が親指を突き出すと、不思議や不思議ハエは金縛りにあったように動けなくなった。それを従者が長い箸で挟んで取り除くのだった。つい天風は、なぜかその男に気が引かれ、喀血したことなど忘れて、男の不思議な業に見入ってしまったのだった。

その男は、天風のほうを振り向き、手招きをして「Come here（こちらに来い）」と声をかけてきた。喀血して憔悴し、身動きするのが苦痛なはずの天風だったが、まるで魔法にかかったようにその男のもとに吸い寄せられた。後に天風は「あのときは、見ず知らずの男が手招きするままになぜ近づいて行ったのか自分でもよくわからなかった」と回想している。

男は、天風がそばに来るとじっと見つめながら、「お前は日本に墓をこしらえに行くのか。お前の右の胸には大きな病が巣くっているぞ」といった。もちろん英語の会話だ。天風は「わかりますか。実は夜中過ぎに喀血したばかりだ」と応じた。天風を一瞥しただけでピタリとその病状を判断したこの人物こそ、天風の命と心の救済者となるヨーガの聖者カリアッパ師だったのだ。

カリアッパ師は続いて「お前は肺の病気を克服しようとあらゆることを試みたが、すべて失敗したな。そして、いまや絶望的になっている。わしは、あえていう。お前は、まだ気づいていない重要なことがある。それに気づけば、肺病が治って死なずに済む」と天風に希望をもたらす言葉をかけた。そのうえで、"You can save yourself. You had better follow me."と誘った。天風は即座に"Certainly."と応えてカリアッパ師に従うことにした。鋭い勘を持っている天風は、この変わった装束の東洋人の中に神秘的なパワーを持っていることを一瞬の出会いで感じ取ったのかもしれない。

このような天風とカリアッパ師の出会いとその後の展開は実に不可思議なことである。第一の不可思議は、二人が出会ったことだ。この出会いはまるで神様が設えてくれたとしか理解できない。第二の不可思議は、カリアッパ師が偶然食堂で見かけた天風に目を留め、彼に興味を持って観察し、近くに呼び寄せ、インド山中（正確にはネパール東部）に付いてくるように誘ったことだ。三つ目の不思議は、天風が得体のしれないカリアッパ師の誘いに応じ、即座に付いて行くことを決心したことだ。

カリアッパ師に従ってヒマラヤ山麓へ

明治四四年六月九日、早朝にアレクサンドリアを出発した。カリアッパ師の主従三人に天風を加えた四人は、ヨットに乗ってスエズ運河を抜け、紅海次いでアラビア海を航海した。途中名のある港に二、三泊しながら六月下旬にはカラチに入港した。

カラチでヨットを降り、十数頭のラクダに曳かれ船に乗り換え、インダス川を六日間かけておおよそ二五〇キロほど北上し、さらにラクダの背に乗り、広大なヒンドゥスターン平野（インド〈北インド〉、パキスタン、バングラデシュ、ネパールにまたがり、ガンジス川、インダス川、ブラフマプトラ川の三水系が生んだ広大かつ肥沃な沖積平野）を越えて遥かヒマラヤ東端のカンチェンジュンガの麓にあるヨーガの里ゴーケ（Gorkay）村に向かった。

「私がついているから心配ない」との師の言葉が頼りだったが、当時の病状は毎日、発熱、息切れ、脈切れが続き、七日〜一〇日に一遍の喀血を繰り返す状態だった。

九月中旬、九五日間の長旅の末、ようやくゴーケ村にたどり着いた。喀血を繰り返す天風が猛暑の中、長旅によく耐えられたものだ。彼の「心」が「生きること」への一縷の望みを持ったことにより、「肉体」を蝕む病魔の進行を抑えてくれたのだろう。発病からは約三年が経っていた。進行の早い奔馬性肺結核に蝕まれるなか、アメリカから欧州さらにはヒマラヤへと慣れない異国を行脚しながらも、まだ命を繋いでいる天風であった。

カリアッパ師とは何者か——ヨーガの聖人

カリアッパ師とは何者だったのだろうか。カリアッパ師について松本幸夫氏は『中村天風伝』（総合法令出版）の中で次のように述べている。

〈カリアッパ師を訪ねて現地におもむいた清水榮一氏によれば、本名をカルマッパ・カキャブ・ドルジュ（一八七一〜一九二二年）と言い、ラマ教におけるカルマ・カギュ派の第一五世管長。ラマ教の中でもカルマ・カギュ派は名門であり、ヨーガの詩人であり行者ミラレパの流れをくむという〉

これによれば、カリアッパ師はカルマッパ師とすべきであるが、本書では天風に従いカリアッパ師とすることとする。

清水榮一氏の説が正しいとすれば、天風がカリアッパ師から学んだのはラマ教のカルマ・カギュ派のヨーガに他ならない。

天風が確立した「心身統一法」の源流は、ヨーガである。従って、ヨーガを知らずして天風の「心身統一法」の理解を深めることはできないだろう。以下、ヨーガについて簡単に触れてみたい。

今日、日本ではヨーガが流行し、「ヨガジャーナル日本版調査」によると、現在のヨーガ人口は約七七〇〇万人、今後は約一六〇〇〇万人に増加するとみられている。ヨーガを行なっている場所は、フィットネスクラブやヨガスタジオなどで、株式会社セブン＆アイ出版が公表した「日本のヨガマーケット調査２０１７」によれば、現在の市場は二六〇〇億円で、今後は二倍程度に市場が拡大すると予想されているという。「肩こりがなくなる。頭がすっきりする。体と心の調子が同時によくなる」などの評判で、人気が高まっている。

ヨーガは、古代インド発祥の伝統的な宗教的行法で、心身を鍛錬によって制御し、精神を統一して古代インド人の人生究極の目標である「輪廻からの解脱（解放）」にいたろうとするものである。

輪廻とは、サンスクリット語のサンサーラに由来する用語で、命あるものが何度も転生し、人だけでなく動物なども含めた生類として生まれ変わることである。漢字の輪廻は生命が無限に転生を繰り返す様を、輪を描いて元に戻る車輪の軌跡にたとえたことから来ている。

インドの思想では、限りなく生と死を繰り返す「輪廻の生存」を「苦しみ」と見る。なぜなら、輪廻により再生サイクルを繰り返すたびに「老・病・死などの苦しみ」を際限なく味わうことになるからだ。それゆえ、「輪廻からの解脱（解放）」を最高の理想とする。

ヨーガという言葉は、サンスクリット語の「ユジュ」（牛や馬と車をつなぐ軛《くびき》）が語源で、体、心、魂を神（あるいは宇宙）に結びつけるための修行法として、紀元前四〇〇〇年～二〇〇〇年頃、インダス文明で生まれたといわれる。

二〇〇年頃には、具体的なヨーガの実践方法が記されたヨーガの根本経典である「ヨーガ・スートラ」が編纂された。この教典は、紀元前から綿々と受け継がれたヨーガを、パタンジャリという聖人が文字として記録・編纂し、完成させたといわれている。その後、「ヨーガ・スートラ」が現在の形に編纂されたのは、四～五世紀頃と考えられている。

「ヨーガ・スートラ」によると、ヨーガは「心の動きをコントロールすること」と定義されている。また、ヨーガの目的は、「心の動きをコントロールするための様々な鍛練により、苦しみから解放されること」であると述べている。もっとわかりやすくいえば、「人々を苦痛から解放し、快適で安定した心を作ること」だといえよう。

日本でヨーガが人気を呼んでいる理由は、肉体的・精神的な効果が認められているからだ。肉体的には、ヨーガのポーズにより体の歪みが矯正され、柔軟性や体力が向上するなどの効果がある。また、ゆったりした呼吸や瞑想を組み合わせることで、集中力が高まり、おだやかで揺るぎない精神状態を作りだすことができる。体の歪みが解消し、全体が引き締まって美しいプロポーションを手に入れられるのはもちろんのこと、活力に満ちた前向きでおだやかな気持ちを得られることこそがヨーガの人気のもとだといえよう。

天風が創始した「心身統一法」の教えの基本は、「心が体を動かす」という一点のみである。この天風の教えは、「心の動きをコントロールする」ことを目指すヨーガという母胎から生まれたものであることが頷ける。

カリアッパ師によるヨーガ修行の指導

カリアッパ師は天風に対して、どのようにヨーガ修行を指導したのだろうか。カリアッパ師の指導方法は、まさにヨーガのバイブルである「ヨーガ・スートラ」に示された「ヨーガ八支則」と呼ばれる八つの段階の修行方法を忠実に実践したものと推察される。そのことは、天風自身の回顧談や著作を詳細に読めば明らかだ。

「ヨーガの八支則」に基づく修行の実践速度は天風の進度に合わせて着実に行なわれたようだ。また、注目すべきことに、ヨーガの修行が進展するにつれ、天風の最大・最高の目標である死病・肺結核の克服・自然治癒も同時並行的に進んだようだ。

天風のヨーガ修行期間は、約一年六ヶ月だったが、その間に「ヨーガ八支則」の八つの段階すべての修行を行ない、「ヨーガ八支則」の最終である「第八段階：サマーディ（Samadhi）／三昧、超意識、悟り」の境地にまで達したのだ。

もちろん、天風はサマーディの境地に達するのと歩を合わせ、死病・肺結核を完全に克服・自然治癒することができたのだ。すなわち、「心の解脱」と「肉体の死病克服」が同時に達成できたというわけだ。

修行や教育は、履修者に対して、科目（段階）ごとに、あらかじめその狙いややり方のポイントなどを口頭や文書で噛んで含めるように説明し、手取り足取りしながら実践させるのが普通である。だが、カリアッパ師のやり方は違っていた。「ヨーガ八支則」を段階ごとに実施させるが、あらかじめ説明などは一切しない。とにかく、天風に体験させ、自ら気づかせ、学び取るように仕向けた。従って、天風は「ヨーガ八支則」の修行の段階ごとに、当初は疑問と戸惑いを見せながら修行に励んだわけだが、途中でカリアッパ師からその修行の狙いなどが説明され、印象深く得心するというパターンが普通だったようだ。

「ヨーガの八支則」とは

天風が一年六ヶ月にわたりゴーケ村で励んだ「ヨーガの八支則」について、簡単に説明する。私が「ヨーガの八支則」を説明する理由は、天風の「心身統一法」が生み出されたルーツを読者の皆様にお伝えしたいからだ。

ヨーガの修行方法を記した「ヨーガ八支則」は、ヨーガのバイブルに当たる「ヨーガ・スートラ」の中に明確に記されている。修行方法はその名の通り、修行の進展に従い、八段階の習得目標を順次積み重ねるよう総合的に構成されている。

この総合的なヨーガの修行方法は、その目的に到達するために、日常の生活における行動の規範である「禁戒（行なってはいけない五つの心得）」や「勧戒（進んで実践すべき五つの行ない）」を裾野（基盤）として、段階的に体を整え、呼吸を整えながら、順次に山の高み（高段階の修行）を目指して上っていく道（カリキュラム）のようなものだ。

この八段階の修行により、「人間の存在を構成する『五つの鞘（食物鞘、生気鞘、意思鞘、理知鞘、歓喜鞘）』の各鞘に働きかけ、人間が本来備えている肉体と精神、そして霊性の資質や能力が高められ、バランスあるものとなり、心身の健康度が飛躍的に高まり、その人自身の生き方（自己実現）に多大な実りをもたらすものとなる」――と説いている。

八段階の修行コース「ヨーガ八支則」の内容は以下の通り。

第一段階「禁戒（ヤマ）」

心の平安を得るためには、他者とのエネルギーの交流の中に私たちの存在が成立しているという事実に目覚め、自ら発する他者への行為を良好にすることが大切である。これは「出したエネルギーの質が、何らかの形で、同じ質のものが当人に帰ってくる」というカルマの法則を基盤にしている。

ヨーガ・スートラでは、第一段階として、次の最も基本的な五つの生活法則を示している。

①非暴力（アヒンサ）
生きとし生けるものに無用な暴力、殺生を加えない。そうすれば、他から害されなくなる。

②正直（サティア）
言葉と行動を一致させ、誠実であるように努める。そうすれば、他から信頼を得る。

③不盗（アステーヤ）
他人の物・時間・喜びなどを不当に盗らない。そうすれば、自分が豊かになる。

④梵行（ブラフマチャリヤ）

性的エネルギーを適切にコントロールする。そうすれば、強健になる。

⑤非所有（アパリグラハ）

所有欲を制御し、物に執着しない。そうすれば、生の目的を悟る。

第二段階「勧戒（ニヤマ）」

第二段階の「勧戒」は、「命に良いことをなす前に、まず命を害するものをとり除くということが先である」という考えに基づいている。言い換えれば、「薬を飲む前に、毒を吐き出させる」ということになる。

人間生きていくうえで、〝本来の自己〟を実現するためには、日々の暮らしの中での良い生活習慣の積み重ねが最も大切である。

この「勧戒」は、自分自身の生活態度・習慣を改善し、心身ともに霊性を高める「五つの生活法則」から成り立ち、これを「黄金律」と呼ぶ。「黄金律」は下記の通りである。

①清浄（シャウチャ）

ヨーガにおいての清浄とは、外面と内面双方における清潔さが求められている。肉体的な浄化法と心的な浄化法（慈悲喜捨）がそれにあたる。

②知足（サントーシャ）

与えられた環境・現状をあるがままに受け入れ、感謝し肯定する姿勢で物事に対処していく態度である。

③精進（タパス）

日常において自らに課した「行」や「仕事」を怠りなく積み重ねることによって、心身を強いものにして目標の実現力を高める。

④読誦（スヴァーディヤーヤ）

常に聖典を読み、真言（サンスクリット語で「（仏の）真実の言葉」「秘密の言葉」という意味）を唱え、「生命の智慧」の理解と学習を怠らないこと。

「生命の智慧」とは、インド大陸の伝統的医学であるアーユルヴェーダのことである。アーユルヴェーダの根本理論は、「風・火・水の三つのエネルギー（トリ・ドーシャと呼ばれる）」のバランスが崩れると病気になるという考え方である。アーユルヴェーダは、医学のみならず、生活の知恵、生命科学、哲学の概念も含んでおり、病気の治療と予防だけでなく、より善い人生を目指すものである。

⑤「自在神」祈念（イーシュヴァラ・プラニダーナ）

「自在神」に人生における気高い目的の達成を常に祈り願うことである。「自在神」とは、「最高神」のことを指す。ヨーガと深く結びついたインドの諸宗教（ヒンドゥー教など）は多くの神々を信仰する多神教である。その中でも、ブラフマー、ヴィシュヌ、シヴァ、ガネーシャは有名な神である。

第三段階「坐法（アーサナ）」

アーサナという名詞は、「座る」という動詞のアースから転化したものである。元来、「瞑想」を主な修行方法とするヨーガは、「座る」ことが修行の基本だった。アーサナ（座法＝体位法）を大別すれば、「瞑想のためのアーサナ」「リラックスのためのアーサナ」「身体をつくるためのアーサナ」がある。アーサナは、立位、座位、寝位のヴァリエーション（変形）を入れると、多くの種類になるが、いずれにしても、ゆっくりとした呼吸とともに、身体のその一定の型を通して、「動く瞑想」「体を使った祈り」といった状態を目指し、肉体的な健康を実現する。

余談だが「坐法」の「坐」は、古い時代の座禅は野天で瞑想したので屋根を意味する「广」は付けないのだという（『中村天風伝』松本幸夫〈総合法令出版〉）。

第四段階「呼吸・調気法（プラーナーヤーマ）」

呼吸・調気法とは、宇宙のエネルギーを呼吸法によって、コントロールする修行方法である。「プラーナーヤーマ」は、「プラーナ」と「アーヤーマ」の合成語（リエゾン）である。「プラーナ」とはサンスクリット語で「気息、呼吸」を意味する。また、「アーヤーマ」とは「制御、制止、延長」という意味である。

呼吸・調気法においては、様々に工夫された呼吸法によって、酸素を体内に取り入れ、血液を燃焼させ、生命エネルギーに転換する作用に加え、交感神経と副交感神経のバランスをはかるほか、感情とリンクして心の状態をコントロールする術ともなる。そのことにより心肺機能を高め、病気を追放して、静かで落ち着いた心を育み、霊妙なる「宇宙の気」と交流する。「呼吸」と「心」と「体の状態」は繋がっていて、呼吸が落ち着いて安定していれば心も穏やかで、体はリラックスする。

第五段階「感覚の制御（プラティヤハーラ）」

感覚への意識を深め、繊細に感じること。外側に向いている五感の知覚を、内側に方向づけ、内的感覚を高める。

感覚を内側に向ける練習をしなければ、瞑想の深い境地には到達することはできない。感覚に意識を向け続ける。

アーサナ（坐法）を実践していても、決して、感覚を我慢したり抑えつけたりするのではなく、それを感じている自分を常に冷静・客観視していく。これは、日々起きてくる様々な出来事や問題に、感情を振り回されることなく、何が起ころうともブレない自分を作る精神の鍛錬に繋がっていく。

次の段階である第六段階の「凝念（ダーラナ）」、第七段階の「瞑想（ディヤーナ）」、第八段階の「三昧（サマーディ）」の三段階は、区切りの付けられない一連の心理的な流れとなり、それぞれ、瞑想状態の深さの程度が異なる。

第六段階「凝念（ダーラナ）」

凝念は、心をある一点にとどめて動かさないことである。意識を特定の対象物に長時間とどめておくこと。心が集中すればするほど、一点に向かう大きなパワーが生まれる。

ここでは、主にロウソクの炎とか、特定の図形や、自分のみけんの一点に心を集中するとか、一つのテーマにイメージを集中する方法などを用いる。

余談だが、天風は、カリアッパ師から「観月の修行（月をじっと見続ける）」をさせられた。

第七段階「瞑想（ディヤーナ）」

意識が積極的な努力なしに一方向に深く集中している状態。これは、第五段階の「感覚の制御（プラティヤハーラ）」と第六段階の「凝念（ダーラナ）」が深まっている状態で、自分と他を分け隔てなくなった意識の状態、雑念から解放された無我の境地である。

この「瞑想（ディヤーナ）」を中国で音訳し「禅那」となり、日本に渡って「禅」となった。

第八段階「三昧、超意識、悟り（サマーディ）」

ヨーガの最終目標。悟り。梵我一如。煩悩からの解放。解脱。

瞑想がさらに深まり、集中の対象との一体感を感じている状態。瞑想の状態をかなり長い時間維持できるようになったらサマーディの状態に入る。

天風は、ヨーガ修行の最終段階ではこの境地に到達したという。

ヨーガの歴史を学んで、筆者は改めてインダス文明の素晴らしさについての認識を新たにした。有史以来、人間に付きまとう様々な苦痛（悩みや苦しみ）――主に心の働き――から人々を解放し、快適で安定した心を作る〝処方箋〟――〝How to do ?〟――をすでに紀元前四〇〇〇年～二〇〇〇年頃には編み出していたとは！


天風はカリアッパ師を心から信頼・服従・帰依して修行を開始した

天風のヨーガ修行は、カリアッパ師に従ってヒマラヤに向けて旅を始めるときからスタートしたのだろう。とはいえ、本格的な開始はヒマラヤ山麓にあるゴーケ村に着いたときからだ。天風は自覚していなかったのかもしれないが、カリアッパ師はゴーケ村に到着した日から、「ヨーガ八支則」に示された日常生活における修行――第一段階修行の「ヤマ／禁戒」と第二段階の「ニヤマ／勧戒」――を開始したようだ。

カリアッパ師は、直接口頭で天風には何もいわなかったが、修行開始にあたって天風に求めた最も重要なことは、カリアッパ師を完全に信頼し、彼に服従・帰依することだった。天風がカリアッパ師に対して半信半疑のままでは、修行に身が入らず、結果として天風が期待している病魔の克服・完治は不可能だからだ。

カリアッパ師は、アレクサンドリアから天風が追従を始めたとき以来、彼の心の動き――カリアッパ師に対する信頼と服従・帰依――が本物かどうかを密かに注意深く観察していたに違いない。

天風は、二年にもわたり世界中で医学・哲学が進んでいるアメリカ、イギリス、フランス、ドイツの高名な医学者や哲学者などを訪ね、死病克服の方法について尋ねて回ったが、ついに納得する答えは得られなかった。しかし、天風はこの行脚で、世界最高レベルの医学・哲学についての知識を学んでいたのは確かだ。

その天風が、アレクサンドリアで喀血して落ち込んでいたときに偶然に知り合ったカリアッパ師から誘われて、ヒマラヤの山奥深くまで来たわけだ。天風は、カリアッパ師を合理的な判断や予備知識に基づいて師と仰いだわけではなかった。大喀血で、死と直接向き合うなかで、「えい、ままよ。どうせ死ぬ命なら、一か八かこの得体のしれない人物に賭けてみよう」と思ったのかもしれない。

しかし、アレクサンドリアからヒマラヤ山麓に向かう旅の中で冷静に考えてみると、天風の心中には、カリアッパ師に対する疑念が湧いてきたにちがいない。天風はこう思ったのではないか。

「医学・哲学の最先端を行く米欧で見つからなかった死病克服の処方箋が、世界の辺境に住むこの得体の知れない男が本当に知っているのだろうか。もしも、肺結核（当時は死病）を治癒できるノウハウが存在するのなら、とっくにそれは世界に流布されているはずだ。自分（天風）がアレクサンドリアでカリアッパ師に会ったのは、彼がインド（当時はイギリスの植民地）の宗主国であるイギリスからの帰り道だったはずだ。そんな優れたノウハウがあるのなら、イギリスはもとより、欧米に流布されていないはずはない」と。

カリアッパ師ほどの人物ならば、そんな天風の心の動きは、手に取るようにわかったはずだ。カリアッパ師には、本格的な修行を開始する前に、天風の自分に対する信頼と服従・帰依を盤石にすることが必須の要件だったはずだ。

後に天風が語ったところによれば、カリアッパ師は、ゴーケ村に到着してから二ヶ月ほど経っても、天風に「病を治す方法」を教えようとはしなかったという。カリアッパ師は、天風の「本気度」を評価しながら、「天風が教えを受け入れる準備は未だ不充分」と判定していたのだろう。

いつまで経っても修行――天風にとっては死病の克服につながる――を始めないことに、業を煮やした天風は、ゴーケ村に到着して二ヶ月ほど経った頃、意を決して、カリアッパ師に直訴することにした。天風は、カリアッパ師が朝の挨拶を受けるために従者を一〇人くらい従えて来る機会を待った。カリアッパ師が天風の前に差し掛かったとき、互いに目が合い、師はニッコリと笑った。

天風は、思い切って直訴した。まず、「先生は、アレクサンドリアで私の命が助かる大事な方法を教えてくださるとおっしゃったことを覚えていらっしゃいますか」と聞いた。師は即答しなかった。天風は間をおかずに「いつ教えてくださるのですか」と畳みかけた。

すると、カリアッパ師は天風が予想もしなかった意外な答えを返した。

「わしは、お前が村に着いたときから教える準備はできていたが、お前はそれを受け入れる準備が整っていなかった」と。

天風は反論した。「そんなことはありません。私は、すぐにでも教えを受ける準備ができています」と。すると、カリアッパ師は、「わしにはわかる。お前は、まだ修行する準備が未完成なのだ」と返した。

天風は再び反論したが、師は譲らなかった。そして、天風には予期もしない命令を下した。「器に、水をいっぱい汲んできなさい」と。

天風が素焼きの器に、水を満たして持って来ると、すかさず、「今度は、器に、湯をいっぱい汲んできなさい」と命じた。天風が別の器に湯を満たして持っていくと、「最初の水の器に、後から運んだ湯を注ぎなさい」と命じた。

天風が、「そんなことをしたら、湯は零《こぼ》れてしまいます」と答えると「お前はその道理がわかるのだな」と笑いながら応じた。天風は、一瞬考えた後、ハッと気づいた。カリアッパ師が自分に教えようとしているのはこうではないか。

「お前（天風）の頭の中には、西洋医学の最新の知識――「水」――がぎっしりと詰まっている。だから、俺（カリアッパ師）の〝病を治す方法〟――「湯」――など素直に受け入れようとはしない。だから、お前は、俺を信じ、これまでの知識を全部忘れてしまわなければ、新しい教えは学べないのだよ。俺を絶対的に信頼し、服従・帰依しなければ、教えることはできない。お前は、これまでの既成概念という垢を洗い落として赤子のような心になりなさい」と。

天風は、カリアッパ師の教えを理解し、大いに反省した。天風が、「私の無知や思い上がりをお許しください。私は、ただいまから先生を心から信頼し、一身・命を先生に委ねます。米欧などで学んだことは綺麗さっぱり忘れ、先生の教えに完全に従います」と告白・宣言すると、カリアッパ師はニッコリと笑った。こうしてゴーケ村における一年六ヶ月の修行が始まった。

このカリアッパ師と天風の例にみられるように、神様や師に対して疑心ある者は救われない。キリスト教でも、「主イエスを信じなさい。そうすれば、あなたもあなたの家族も救われます（使徒言行録第一六章三一節）」とある。宗教や精神世界においては「神（師）を信じること」が絶対に不可欠なのである。

日常生活でのヨーガ修行

天風のヨーガの修行は、前述の「ヨーガ八支則」に基づいて行なわれた。その始まりは、日常生活において、「禁戒（行なってはいけない五つの心得）」と、「勧戒（進んで実践すべき五つの行ない）」を実践することであった。

カリアッパ師の住むゴーケ村の社会はカースト制度が基盤だった。カリアッパ師のような僧侶が最高位のバラモンに属し、次に王族・武士階級のクシャトリア、それに続くのが庶民階級のバイシャがあり、最下級に奴隷であるスードラがいた。新参者の天風はなんとスードラという最下級者に位置づけられた。カリアッパ師とは単なる師弟関係以上の身分上の格差ができたのだった。天風のような気位の高い人物があえてスードラの処遇に甘んじたのは、一途に肺結核を克服する道を求める一念からだろう。

当時のインドでは、奴隷の地位は羊や牛並みで、天風は羊の小屋に寄宿した。しかし、「心身統一法」を創案した天風は、当時を回想し「羊と一緒に寝るほうが、一人で寝るよりも暖かく、極楽だった」と述べている。

食事も天風の常識を覆すものだった。「肺結核には栄養食が必要」というのが日本や欧米の常識だった。天風は、肺結核発病後、日本においては一日の栄養摂取量として三五〇〇キロカロリーを心がけ、肉を三〇匁（一一〇グラム）、牛乳六合、卵を六個、注射六本の療養生活を送っていた。それに比べ、ゴーケ村における食事は何と貧しいことか。一日の食事は、肉も卵も牛乳もなく、日本における半分以下の一日一五〇〇キロカロリーほどになった。天風はゴーケ村における食事の内容について著書『錬身抄』（天風会）の中で次のように回想している。

〈ヒマラヤの奥地では、日にたった一遍しか食わせないんだ。しかも、米が年に三度もとれるのに、米食わせない。米食ったら早死にするということで、水漬けにした稗《ひえ》を、煮もしなきゃ、炊きもしないのよ、ふやけているだけ、そいつをバナナの葉の上に盛って、手でヒューとしゃくって食べるだけ。これが主食だ。おかずは、イモだのゴボウだの、ただゆがいたもんだけ。山塩をぶっかけてある、砂糖も使わなきゃ、醤油も使いやしません。そのかわり、腹のへったときに随々所、一歩山へ入ったら、いろいろの種類の果物がたわわに実ってる。これは、自由に食べられる。そりゃもう、部落の人だけで食い切れませんよ。行って三日たたないうちに、食い物でもすっかり悲観しちゃったんだが、周囲のインドの修行している人たちがみんな筋骨隆々として、丈夫な体なんだ、その食い物で〉

天風は入村の当初、そんな粗食に驚き、「肺結核には栄養食を」という西欧医学の常識に基づいて、カリアッパ師に「私の病気を治すにはここの食事だけでは充分でないから、自分だけ特別の食事にしてくれ」と直訴した。するとカリアッパ師は、怒りをあらわにし「この村では、住民は昔からこの食事を摂っているが、いままで一人もお前（天風）のような病気に罹ったものはいない」と撥ね付けた。そして、たまたま近くにいた象を指さし、「象はあの巨体でも草だけを食べて元気なのだ。お前はその体ではいまの食事で充分だ」と念を押した。天風はそれに従うことにした。後に天風が肺結核を克服できた結果から見れば、カリアッパ師の見解が正論だったのだ。

病のため体重は一七貫（六四キログラム）から一〇貫目（三八キログラム）に痩せ細ってい

たが、ゴーケ村における貧しい食事で修行に励むなか、不思議や不思議、体重は一九キログラム取り戻し、五七キログラムとなった。

いずれにせよ、カリアッパ師は天風が日常生活の中で、スードラの身分で、羊小屋に起居させることで、「ヨーガ八支則」に示された第一段階・「禁戒（ヤマ）」の中の「非所有（アパリグラハ）」――所有欲を克服し、物に執着しない。そうすれば、生の目的を悟ること」や第二段階・「勧戒（ニヤマ）」の中の「知足（サントーシャ）」――与えられた環境・現状をあるがままに受け入れ、感謝し肯定する姿勢から物事に対処していく態度」の重要性を学ばせたのだろう。

ヨーガ修行の進展

カリアッパ師は、日常生活における修行の第一段階・「禁戒（ヤマ）」と第二段階・「勧戒（ニヤマ）」に引き続き、順次段階を上げて天風の修行を指導・促進した。師は、必ずしも各段階を区切って実施したわけではなく、ときには順序を入れ替え、ときには複数の段階の行を同時並行して指導したようだ。

たとえば、次の観月の修行は、「八支則」の第三段階と第六段階を同時に行なうものだった。あるとき、師から一切の事前説明もないまま「ここに座って月を見ろ」と命じられた。満月を眺めさせての修行は、第三段階の「坐法（アーサナ）」と第六段階の「凝念（ダーラナ

――心をある一点にとどめて動かさないこと)」の修行を同時に行なうものだった。

ずっと月を眺めていた天風に対し、師が「お前が見た月を地面に書いてみろ」と命じた。天風が、人差し指で円を描くと「その程度にしか見ることができないのか」と叱られた。天風が改めて月を凝視すると、月には様々な模様が広がっていた。天風は、自分の集中力が足りないのを自覚し、いっそう修行に励んだ。

天風は、言葉(マントラ)の大切さについても教えられ、不平不満を一切いわないように指導された。さらに、「言葉と暗示の重要性」についても教えられた。師は、天風と会うたびに「お前は、世界一の幸福者である(Happiest you are in the world.)。生かされていることに、まず感謝せよ」と天風に繰り返し語りかけた。師の繰り返す言葉は、まるで天風に暗示をかけているようだった。

師はまた、「心の置き所」についても天風に指導した。天風は師から「こっちを見れば綺麗な花園なのに、お前は墓場のほうばかり見ている」と諫められ、「心の置き所」の大切さを教えられた。

さらに、師は「手荒な手法」で、天風に「心の置き所の重要性」を教えた。ある日、天風が師に呼ばれていくと、師の横には子犬が無邪気にじゃれて遊んでいた。師は、やにわにナイフでその子犬の前足を切りつけた。子犬は、キャンキャンと悲鳴をあげながら逃げていった。師はすかさず子犬同様に天風の右手首を切りつけた。天風はなされるままにしていたが、なんとも乱暴なやり方に驚いた。

師は、「さてさて、お前と犬の傷はどちらが早く治るかな」と、一人笑いした。天風は、「この傷が悪化したらどうしよう」と、ひたすら傷のことばかりを心配した。すると、案の定、傷は腫れて化膿した。一方の子犬のほうは、早々に治癒してしまった。子犬は「心配する心」を持たないからだ。

師が、乱暴なやり方で天風に教えたかったのは、「心の置き所」の重要性だった。さらにいえば、「お前の『心』は肺結核のとりこになっている。肺結核は、忘れることによって治る」といいたかったのだろう。

後に天風は、この師の教えを採り入れ、「心身統一法」の中で「人生（健康も含む）は、心一つの置き所」と教えている。

師は、天風の心の修行の進展度合いを評価するため、初めて試験をした。師は、天風に「お前はこの世になにしに来たのか？」と問うた。天風は、「進化と向上のためです」と答えた。この答えは、師の意に沿うものだった。後に「心身統一法」を確立した天風は、「人間の生命の本来の名目（理由・目的）は、進化と向上を現実化するためである」と教えるようになった。

師は、二つ目の試験問題として「虎、蛇、ツタ、リスの故事の例」を引いて、天風に質問した。カリアッパ師は、この故事の例を引いて天風に質問することで、天風の肺結核による死に対する恐怖から解放しようと試みたのだった。師が天風に与えた問題はこうだ。

〈野原を歩いているときに、後ろをヒョイッと見たら虎が追いかけてきた。そこで、たまらぬと逃げ出して、どこか安全なところはないかいなと、はるか向こうを見ると、大きな松の木が天にそびえている。これだってういうんで松の木に登って、チョイと下を見ると、その松の木の枝の出ている下は底知れない谷だ。ここなら虎も上がってこないわ、ここにしばらくいようと思っているときに、ヒョイと気がついて頭の上を見たら、頭の上から大きな蛇がお前を飲もうとして紅蓮の舌をペロッペロッと出して近寄ってきた。

上に大きな蛇、下に虎。そこで、これは困ったというんで、どこかに逃げるところはないかと、ヒョイッと足元を見ると、谷底へ蔦葛《つたかずら》が下がっていた。これだ、これだ、この蔦葛にひとつぶら下がっていれば、蛇も虎もどうすることもできないっていうんで、蔦葛にぶら下がった。いいか。これで、「やれ安心」と思ったのも束の間、手元に何か怪しき響きを感じてきたので、ヒョイと上を向いたら、何と貴様、そのつかまっている蔦葛の根を、リスめが来て、ボリボリ食い始めた。天風よ、お前ならどうする?〉(『図解　中村天風の行動学』武田鏡村〈東

洋経済新報社〉）

天風は、師の問いに対して「落っこちるまでは生きておりますから、そのまま、そこに安住していますす」と答えた。さらに、「ツタがリスから食いちぎられるまでは生きておられるのだから、切れて谷底に落ちた後のことは、それから考えればよい！」と付け加えた。

天風は、師の問いに、奔馬性肺結核で喀血を繰り返す絶体絶命の窮地に追い込まれた自分を重ね合わせて考えた。修行の甲斐があってか、当時の天風は「いま生きていることが重要だ」ということが理解できる心境にまで到達していたのだ。

師は、それを聞いて、「素晴らしい（Excellent！）、お前の病気は治る見込みがあるぞ」と褒めてくれた。天風の修行は、順調に進んでいたのだ。

修行を重ね、悟りの境地に

天風は、第四段階の「呼吸・調気法（プラーナーヤーマ）」の指導を受けた。呼吸・調気法とは、宇宙のエネルギーを呼吸法によって、コントロールする修行方法である。様々に工夫された呼吸法によって、酸素を体内に取り入れ、血液を燃焼させ、生命エネルギーに転換する作用に加え、交感神経と副交感神経のバランスをはかるほか、感情とリンクして心の状態をコントロールする術ともなる。そのことにより心肺機能を高め、病気を追放して、静かで落ち着いた心を育み、霊妙なる「宇宙の気」と交流する。「呼吸」と「心」と「体の状態」は繋がっていて、呼吸が落ち着いて安定していれば心も穏やかで、体はリラックスする。

師からこれまでの呼吸法である、丹田とか、腹式とか、意識を限定した呼吸法をすれば、効果も限定とされるからと修正され、完全呼吸法（プラーナーヤーマ法）を「自分で工夫して悟れ」といわれた。天風は、自ら試行錯誤しながら完全呼吸法を身につけた。

段階としては、第四段階の「呼吸・調気法（プラーナーヤーマ）」と前後するが、天風はゴーケ村到着後の早い時期から第三段階の「坐法（アーサナ）」の修行を開始した。一一月七日、修行の第一歩としてメハム（Meham）川で朝の打坐（坐禅）が始まった。坐法はヨーガ修行の基本ともいうべき行であり、カリアッパ師は天風に対して、早い段階から長期にわたって行なわせたものと思われる。

天風は試行錯誤の末に、最も楽で安定した坐法である結跏趺坐《けっかふざ》というやり方に到達した。結跏趺坐はヨーガだけでなく、仏教の座禅（瞑想）でも行なわれる坐法である。後に天風は「心身統一法」の中で、カリアッパ師から教わった坐法を基に天風流の坐法である「安定打坐法」を創りあげた。「安定打坐法」では、ブザーを用いて無念無想の境に到達する訓練をする。

坐法と密接に関係するのが、第七段階の「瞑想（ディヤーナ）」と第八段階の「三昧、超意識、悟り（サマーディ）」である。「瞑想」は、意識が積極的な努力なしに一方向に深く集中している状態で、第五段階の「感覚の制御（プラティヤハーラ）」と第六段階の「凝念（ダーラナ）」がさらに深まって可能となる状態のこと。

この段階では、自分と他を分け隔てなくなった意識の状態となり、雑念から解放された無我の境地に到達する。この「瞑想」を中国で音訳し「禅那」となり、日本に渡って「禅」となった。

また、第八段階の「三昧、超意識、悟り（サマーディ）」は、ヨーガ修行の最終目標で、「悟り、梵我一如、煩悩からの解放・解脱」の境地を極めることであり、「瞑想」がさらに深まり、集中の対象との一体感を感じている状態のことだ。「瞑想」の状態をかなり長い時間維持できるようになったらサマーディの状態に入る。いずれにせよ、ヨーガの修行では坐法が極めて重要なものである。

天風は、師からヨーガのクンバハカ法も習った。ヨーガでは、息を止めた態勢をクンバハカと呼ぶ。クンバハカの態勢をとれば、心と体の完全な調和状態を維持できる。

天風は、ヨーガのクンバハカに独自の工夫を加え、「天風流のクンバハカ法」を創出した。「天風流のクンバハカ法」は、外界から強い刺激やショックを受けたときや、心の中に怒り、悲しみ、恐怖などの消極的な感情が起こったときに、これをダメージ・コントロールするための手段である。そのやり方は、「肛門を締める」「肩の力を抜く」「下腹に力をこめる」という動作を同時に行なうというもの。

天風は、瞑想中に獰猛な黒豹に膝を舐められたときに、期せずしてクンバハカの態勢をとったところ、いささかの恐怖心も湧かなかった。こうやって天風は、クンバハカ法を偶然の出来事で、無邪気を悟ることができた。

恐怖の回避について、天風はもう一つの方法を学んだ。修行中に非常に大きな地震があり、天風は恐怖に襲われた。そのとき、師は「アリの穴の中に入れ!」といわれた。天風がアリの穴を探している間に恐怖が止んでしまった。この体験を通じて、いざというときには、心を恐怖の対象から回避して「気」を平にすれば、何も恐れるものはないことを悟ることができた。

修行開始から三ヶ月後の一九一一年一二月からは、朝は打座を行ない、昼からは山中での瞑想が始まった。天風は、六キロメートルの山路を一一キログラムの重い石を背負って滝壺のすぐ近くまで行き、瞑想の修行を実施した。さらに、翌年一月からは、早朝から一日中、華厳の滝の三倍くらい大きな滝壺の傍の大理石の岩の上に打坐しての瞑想の修行が始まった。

痩せ衰えた天風にとって、一一キログラムの石を背負い、六キロメートルの山道を往復するのは辛いものだった。何故、石を背負うのか、天風には理解できなかった。あるとき天風は思い切って訊ねてみた。

「何故、毎日重たい石を運ぶのですか」

「お前は病気になって、どのくらい体重が減ったのか」

「一一キログラムほどです」

「それなら、元の体重は石を背負ったときと同じではないか。お前が元気な頃は、意識はしなかっただろうが、一一キログラムの石に相当する『肉体』を身につけていたのだ。私は、お前が必ず元気を取り戻して体重を増やすと確信し、それを先取りして石を背負わせているのだ」

天風は、師の言葉を聞いて深い感動を覚えた。天風は、師の教えをこう理解した。「師は、自分（天風）の死病の完治を確信しているのだ。その意味も込めて、石を担がせているのだ。師は、自分（天風）自身が死病克服を確信して、前向きに修行をやる覚悟を促してもいるのだ」と。師は、いつものように、言葉でくどくどいうのではなく、実践を通じて深く認識させようとしていることを、天風は悟った。

天風が瞑想の修行をする場所は、ヒマラヤの雪解け水が滝壺に雪崩込み、大地を揺るがすような轟音を響かせていた。天風は師に問うた。

「なぜこのような凄い音のする瀑布の傍で瞑想するのですか」

師は答えた。

「瀑布の傍で瞑想できれば、他のどこでも心静かに瞑想できる」

師は、さらに「お前に『天の声』と『地の声』を聞かせてやろう」ともいった。「地の声」とは、滝の轟音にかき消された鳥や獣の声、風に揺れて木が擦れ合う音などの自然の音だというのだ。滝の轟音の中で、そんな自然が発する「地の音」が聞こえるのだろうか、と天風は半信半疑だった。だが、師のいう通り、天風はやがて「地の声」が聞こえるようになった。天風曰く。

〈岩角に座っちゃ、鳥の声や獣の声を聞きたい努力を一生懸命やってみた。最初のうちはとても駄目なんだ。けど、二、三時間たってから間もなく、何と微かながらもときどき、あの岩、この岩へと飛び交う鳥の声や、遠くのほうから豹の声や蝉の声などが聞こえるようになってきたんだ。あれ、おかしいな、いままで俺、聞こえてなかったのかしらん……。それで数日後には、もう滝の音を聞きながらも、他の音がドンドン聞こえるようになってきたんだ。

聞こえるようになると同時に、欲が出る。「するとこれは、天の声も聞けるかもしれない。こんな気持ちになれてきたんだから」と。もうその時には、自分の心が無念無想になりかかって来たってことはまだ知らないんだよ〉（『盛大な人生』中村天風述〈日本経営合理化協会出版局〉）

天風は、「地の声」を完全に聞き分けるまでに約一ヶ月を要した。次は「天の声」を聞く番である。師によれば、「天の声」を聞けるようになれば、天風は人間本来備え持っている無限の力が湧き出てくるというのだ。人間にとって心がすべてであるが、「天の声」は心をあらゆるものから離して「無心」にならなければ聞こえないという。

天風は、苦心してその心境に到達しようとしたが駄目だった。天風は、半ばやけになって、仰向けになり、空に漂う雲を眺めた。そのとき、ふと気がつくと、天風は無心になっていた。修行からの帰り道、天風は、そのときの心境を師に話した。すると、師は大声で笑い、「お前は聞こえているのに、聞こえていないというのか」といった。師曰く、「『天の声』とは、『声なき声』すなわち〝absolute stillness〟のことだよ。空行く雲を見入っていたときのように、あらゆるものから心を離した状態が『無心』なのだ」と。

このような師の言葉を聞いて、天風はハッと悟るものがあった。天風は、ついにヨーガの悟りの境地を極めたのだった。それは、修行を開始して一年半後の一九一三年三月のことだった。天風は、後にこう述べている。

〈それ以後、自分の心をただ「天の声」と同化させることだけを、折あるごとに、時あるごとにやった。

とにかく私が今日あるを致した命の転機、すなわち、パーッと命の中のすべてが取り換えられた、いわゆるコンバージョン（転換）は、静かに考えてみると、まさにこの心の持ち方、現代語で言うと、現実に心機転換を行い得るようになってから以降のことです〉（『盛大な人生』中村天風述〈日本経営合理化協会出版局〉）

天風が悟りの境地に達したとき、彼は奇しくもフランスでサラ・ベルナールの勧めで読んだ、「イマヌエル・カントの自叙伝」の一節が鮮明に思い出されたという。それは、病躯のカント少年に、医師が助言した「たとえ『身』に病があっても、『心』まで悩ますまい」というものだった。このことが、天風の悟りの核心だったのだ。後に、この言葉が天風の「心身統一法」の根本思想にもなるのだ。

「地の声」の命題をクリアするのに一ヶ月を要したが、さらに「天の声」の命題を解決して悟りに至るのに四ヶ月かかった。天風が悟りの境地に至ったのは一九一三年三月で、アレクサンドリアからカリアッパ師に随行しゴーケ村に到着後、ヨーガの修行を開始した一九一一年九月から起算して一年六ヶ月目のことだった。これは、カリアッパ師が指導したヨギの中で最速の記録だった。ヨギとは、「八支則」の修行を極めた人で、「完全に執着を切り離している人」のこと、つまり悟りの境地に到達した人のことである。天風がヨーガの修行を行ない、最短期間で悟りを極めることができたのは、天賦の資質のみならず死病・肺結核を治癒したいという一念（モティベーション）があったからだろう。

悟りの境地に到達した天風は、ヨギの集会場に入ることを初めて許された。天風は、その集会場で、一〇年ぶりに熱帯原始林の山奥からゴーケ村に帰ったあるヨギの神秘的な修行――八日間の臨死から復活する――を見せられた。ちなみに、この臨死体験の修行をするためには三〇年のヨーガ修行が必要であり、カリアッパ師は二度もこの臨死体験を極める修行を行なったとされる。

一九一三年四月、カリアッパ師より、悟りを開いた者として「オラビンダー」という覚者の聖名を与えられた。いよいよゴーケ村を離れるときが来た。天風はガンジス川を下り、カルカッタを経由して上海へ向かう計画だった。上海で密航が時効になるのを待って日本に帰国する腹積もりだった。

カリアッパ師がガンジス河畔まで見送りに来てくれた。師は片手を天風の肩に置き「もし困ったことでも起これば、私の代わりに『もう一人のお前』が、それを解決してくれる。決して寂しがることはない」と、優しい言葉をかけてくれた。天風は、師と別れの際は「哭《な》いたよ、声をあげて哭いたよ」と、後に懐古したものだ。八方塞がりの天風に、死病克服の道を導いてくれた師との別れは、格別感慨深いものがあったことだろう。

（四）　辛亥革命支援後から布教を開始するまで

巨万の富を得てビジネスの資金調達

天風は帰国途中の一九一三年四月、玄洋社の先輩であった山座円次郎中国大使と上海で邂逅し、さらに同地滞在中の頭山満との再会も果たした。五月下旬、頭山と山座大使の要請で、孫文の最高政務顧問として第二次辛亥革命に参画した。孫文を補佐して南京から北京へ行くのに尽力し、紫禁城に約二ヶ月間滞在した。紫禁城では美女に囲まれて王候以上の贅沢三昧の生活を味わったという。

北京の理髪店の二階で行なわれた孫文と頭山との会合（天風も同席）で、飴売りに化けた刺客に襲われた。また、上海でも頭山との会席で刺客に襲われ、天風は左中指の先を切られ骨に達するまでの深手を負った。すぐに英国の医師が銀の針金を入れて縫い合わせるが、傷が癒えた後も神経は切れたままで、指は曲がらなくなってしまった。

同年七月下旬、孫文は袁世凱による国民党弾圧に抗して第二次革命を開始するが、革命勢力の結集に失敗し国民党側が敗北した。孫文は失脚して、八月九日から一六日まで日本へ立ち寄ったあと、アメリカに亡命した。

孫文と相前後して、天風も同年八月に帰国を果たした。帰国時に船上から富士山を仰ぎ見た天風は、後に「霊峰富士を遠望したときには泣けて泣けて仕方がなかった」と回想している。死病を得て密出国する際は、もう二度と見ることはないだろうと思っていた富士山を拝むことができた天風の感動ぶりが良く伝わる台詞だ。

ここで特筆すべきは、天風が巨額の資金を手に入れたことだろう。詳細はわからないが、天風は、孫文が持っていた革命のための軍資金の一部（二〇一九年換算で四〇億円ほど）を日本に持ち帰った。

帰国後にビジネスで大成功

天風は、密航が時効となる時期――帰国から半年間――までは中国人「孫逸郎」として神戸市の舞子（外国人居留地）で過ごした。莫大な軍資金を使い、近くの遊郭に出かけて楽しいときを過ごしたという。天風の肉体は、死病の肺結核を克服し、帰国した頃には急速に回復を遂げたものと思われる。ゴーケ村では精進料理のような粗食を日に一回食べていたものを、中国に入国した以降は、ふんだんに豚肉や油脂を使った中国料理をむさぼり、天風の肉体はエネルギーが溢れる状態になったことだろう。

そんな天風の「生の息吹＝生命の力」が「性欲」の発露となり、舞子の遊郭に頻繁に出かけ、女郎たちの色香に夢中になったのは頷けることだ。ヨーガの修行で悟りを開いたとはいえ、俗世に戻ったばかりの段階では、天風はやはり「唯の人間」に相違なかったのだ。

天風がヨーガの修行で身につけた「生命のエネルギー＝生命の力」は、ビジネスにも向けられた。天風は、今日の金額で四〇億円ほどの資金を元手にして銀行経営を目指した。関西財界の巨頭・平賀敏氏から第百銀行の池田氏を紹介され、彼の推薦で東京実業貯蔵銀行の頭取となった。天風は、そのほかにも伊豆電燈株式会社社長等いくつかの会社を経営して実業界で活躍した。

天風が、ヨーガを極めて帰国し、ビジネスで大成功を収めたことは、後に彼が唱導する「心身統一法」が、会社・軍・スポーツなどの組織の指揮・統率・管理・指導などの成功に通じることを、身をもって実証したことになり、〝信者〟獲得のための布教において、説得力を増すことになったものと思う。事実、松下幸之助、稲盛和夫、山本五十六、広岡達朗などの〝信者〟を輩出した。天風の「心身統一法」は、自らの肺結核治癒を実証したことによる「健康・病気克服」に加え、「事業成功」という実利・果実をもたらすものと見られるようになったのではあるまいか。

酒色に溺れる日々

中国から持ち帰った巨額の軍資金をもとにビジネスで成功し、金に不自由しない天風は、私生活においては放蕩三昧を極めたようだ。天風は、連日花柳界に入りびたりだった。芸者衆からは「ナァさん」と呼ばれ、〝金を湯水のように使う〟どころか〝金を撒き散らすように〟して遊び狂ったという。

とはいえ、ヨーガを極めた天風の心の裡は揺れ動いていたのだった。天風が悟りを極めたヨーガにおいては、日常生活においても「禁戒（非暴力、正直、不盗、梵行〈性的エネルギーの節制〉、非所有）」や「勧戒（清浄、知足、精進、読誦、自在神祈念）」を求めている。このヨーガの戒めは、およそ天風が入れ込んでいた放蕩三昧の世界とは相容れないのは誰の目にも明らかである。天風の心の中で、ジキルとハイドが鬩《せめ》ぎ合っていたのだ。

あるとき、芸者たちと箱根に遊びに行ったときのことだった。小用に立ち、便所の窓から満月を眺めていると、ふと「これではいけない」と、もう一人の自分が呟いた。居ても立ってもいられなくなり、温泉宿に芸者たちを置いたまま東京に戻り修養を再開した。

ところが、再びもう一人の自分が「この世は一度きり、大いに遊べ」と唆《そそのか》し、数日するとまた芸者遊びを繰り返す日々が続いた。こうして、天風はしばらくの間、ヨーガの修行と放蕩三昧の間を行ったり来たりしたのだった。

「人の世のために生きること」に余生を捧げることを決意

頭山が天風に「人の世のために生きること」を最初に勧めたのは、ヒマラヤでの修行を終え、中国に寄り道して帰国した直後、頭山家に挨拶に行ったときだった。頭山夫婦は紋付着物で迎え、天風を〝上座〟に座らせて、こう諭したという。

〈あなたは選ばれた人じゃ。キリストは悟りたいために五年、釈迦は六年、マホメットが七年、その間どこに行っていたのかわからなかった。それで全く見違えるような立派な人間になって現れた。あなた（天風）は自分自身を作り変えて帰ってこられた。これは深い天の思し召しがあると思わなけりゃならん。『天のまさに大任をこの人にくださんとするや、必ずまずその心志を苦しめる』と言われる。まさにあなたがそのとおり。これからのあなたは、あなたの人生を生きるのではない。人の世のために生きるために、あなたは生まれ変わられた。おわかりになったか〉（『Tem Pu Online - 天風』https://www.tempu-online.com/essay/2013/11/より）

頭山は、人を見る〝鋭い目〟を持っていたのだ。頭山の言葉で面白いのは、天風をキリスト、釈迦、マホメットと並べ・比べていることだ。頭山は、天風がヒマラヤ修行をもとに確立することになる「心身統一法」を「宗教」と見ていたのだろうか。筆者も、天風の「心身統一法」はまさしく「宗教」に限りなく近いものであると思う。

頭山が、再び（二度目）「人の世のために生きる」ことを勧めたのは、天風が花柳界で「ナァさん」と呼ばれ芸者遊びに現《うつつ》を抜かしていた頃だ。頭山は天風と二人だけのときに、改まって、「世の為、人の為に、汝は立つべし」と勧めた。それ以降、頭山は後輩の天風を人前では「中村先生」と呼ぶようになった。そのとき、頭山から、「『天っ風』のごとくである。『天風』と名乗れ」といわれた天風は、以後それを号（雅名）として名乗り始める。号「天風」は、柳川藩に伝わる「随変流抜刀術」の中で、天風が最も得意技とした「あまつかぜ」から由来したものといわれる。

頭山は、ついに三度も天風の背中を押して、「人の世のために生きる」ように、彼の決意を促した。その様子を天風自身が次のように語っている。

〈時の陸軍大将の大迫という人が日蓮宗を根本として世の中を救うという大日本救世団というのを立てられた。その発会式をおこなうに際して頭山先生にぜひ壇上に立っていただきたいという。ところが頭山先生は「おいどんはしゃべることはでけんたい。天風ついてこい」と言われた。それでついて行きましたよ。そうしたら大迫大将が頭山先生を紹介しました。

「千古の栄哲世界に誇りとする頭山先生をご紹介する」。そうしたら壇上に出られた頭山先生はチョコッと頭下げてね、黙って正面向かれた。驚いて時計を計ったら、三分も黙っている。耐えかねたのか聴衆の一人が「聞こえませーん」といったよ。そうしたら前のほうの人間が「黙れっ、お顔だけ拝んでろ」といった。頭山先生は何ていわれようと知らん顔していなさる。

これはね、度胸以上の度胸もんじゃなきゃあできる芸当じゃありませんぜ。そうでしょう。雷のごとき急霰の拍手を浴びて、そしてかりそめにも陸軍大将が制服を着て厳かに「千古の栄哲世界に誇りとする頭山先生をご紹介する」と、そしたらコクリと頭さげただけでグッと向こう見て黙って三分も黙ったままだもんね。私もね、四十年言論生活してるけど、一分ももちませんよ。黙って向こう見てるってのは。

後で聞いてみたら　吹きだすようなことなんです。「御大、あの時何を考えていたんです?」と聞いたら「考えることがなかったんや。ああやって聴衆の気持を落ちつけといてから、おぬしば紹介しようと思って、三分間黙っていた」。

それから「聞こえません」「顔見てろ、拝んでろ」と、みんなに言わせておいてから、それから今度はニコッと笑って「私はしゃべれん男や。私の気持のすべてはここに来てる天風にしゃべらせる」と言われた。

ははあ、それじゃあ俺は、今日しゃべるためにここへ連れてこられたんだ。お供で来た積りなのに、そう言われた以上出ないわけにはいかない。そうかといって、何をしゃべるか聞く必要もありゃせん。この男のしゃべることは自分の気持だって言うのですから、私は頭山先生になって約一時間しゃべった。

それでしゃべった時だ。ふっと私の心の中に尊い本心良心が輝きだしたんだな。演壇を降りるとただちに頭山先生の前に言って「今日ただいまから一切の社会的事業と縁を切ります。そして樹下石上を家となすとも日本民族の魂の入れ替えに従事したいと思います」と断言したよ。

「うん　やれッ!」、頭山先生のこの一言で、私は六月の八日までの一週間に、全財産の整理をつけて、ただ家内が一生食えるだけの金だけは残しておいて、私は一文なしのスッテンテレツクになって、この仕事を始めたんです〉(『盛大な人生』中村天風述〈日本経営合理化協会出版局〉)

天風が、一念発起して「人の世のために生きること(救世済民活動)」に余生を捧げる決心を促したもう一人の人物は、妻のヨシ子であった。ある日、ヨシ子が天風に「あなたの肺結核治癒の話を聞きたいという知り合いが何人かいるんだけど、人助けに話してちょうだい」と言うのだった。天風は「面倒くさいな」と言いつつもついつい引き受けてしまった。

三〇分くらいのつもりで話し始めたが、自分でも気づかないうちに興に乗って二時間ほども話してしまった。天風が奇跡のような体験を天賦の才をもって講話をすると、聞き手は夢中になって話に引き込まれた。そのことは聞き手の表情などから、天風は手に取るようにわかった。話し手と聞き手は相互作用がある。天風と聞き手は完全に一体となった。聞き手も聞き惚れたが、天風も大いに心が満たされた。芸者相手の放蕩三昧では得られない格別の充実感があった。

天風は、講話をしてみて、「俺のヨーガ修行に至るまでの苦難の体験と、修行で得られた成果を人々に伝えることは、大きな価値があるのかもしれない。これが俺の天命なのかもしれない」と思うようになった。

ついに出家して布教を開始

私（筆者）は、天風の「心身統一法」は限りなく宗教に近いものであり、その教えを広める活動――講演や講話――は布教であると考えている。天風が、「心身統一法」を宗教的な色彩を薄めたと思われる理由については後で述べたい。

前述のように、天風は、大迫陸軍大将が催した大日本救世団の発会式で、頭山に代わって講演をしたのをきっかけに、一念発起して「人の世のために生きること（救世済民活動）」に余生を捧げる決心をした。天風は妻に対して「人の世のために生きること（救世済民活動）」に自分の命をかける決意を述べた。天風は、布教活動に踏み切るにあたり、家族も世俗も離れて出家することを決め、一切の社会的地位と財産を整理して、単身独力で「統一協会」（後に「統一哲医学会」と改称）を設立した。「統一協会」の当初の会員は、子供二人を含む五人であった。

一九一九年六月から布教を開始し、それから三ヶ月間、雨が降ろうが風が吹こうが、握り飯を持って、毎日、上野公園の精養軒近くの樹下石上と日比谷公園の大隈重信の銅像の前で大道説法を続けた。その間の経緯を、天風は後にこう述べている。

〈私は日蓮や法然が弟子に説く時のあの艱難辛苦を覚悟して、真理説く者は自分一人が恵まれようと思っちゃいけないという意気込みを持っておりましたから、例え樹下石上を家となすともかまわないという積りでした。

ただ始める時三千円だけ女房に借りました。女房と子供には一生困らないだけの金を渡して、そのうちから三千円だけ俺に渡させた。それはほかでもない小岩と内幸町に家賃三百円の銀行の崩れた跡の家を十ヶ月分三千円で借りたんです。その十ヶ月の間に私がこの道を完全に添い遂げられなくなったら、日蓮や法然のまねをして諸国行脚だ――こういう積りでいました。

　ですからその三千円だって二日ともってやしません。女房からもらってからすぐその家を持ってる人間のとこへ行って「敷金は取ってくれるな。十ヶ月分前金で渡すから」と言って三千円を払いました。だからスッテンテレックよ。

　それでも樹下石上なんか家とする必要はなかった。どういたしまして月の重なるたびごとに私は恵まれた状態で勿体至極もないあり難さでこうやって道を説かしていただいてる。

　ただ最初三ヶ月の間は、雨が降ろうが風が吹こうが、焼きおむすびを腰にぶらさげてお昼前に上野公園の精養軒の前のあの四角な石の上で講演をした。その石はいまだにあります。時々あそこへ行ってあの石を見ちゃあ思わず熱い胸にせきくるものを感じながらいつも帰ってくるんです〉（『盛大な人生』中村天風述〈日本経営合理化協会出版局〉）

　天風が、大道説法を始めたのはいまから一〇〇年余前の大正八年六月、四三歳のときであった。それ以降、昭和四三年一二月に九二歳で帰霊するまでの半世紀の間、初志を貫徹し「世のため、人のために」と「心身統一法」の布教に努めた。この間、関東大震災（大正一二年）や大東亜戦争（昭和一六〜二〇年）等の国難に遭遇したが、多くの苦悩する人たちを励まし続けた。

天風の教えは多くの人たちに強い影響を与えた。著名人としては、日本海海戦を勝利に導いた東郷平八郎元帥、内閣総理大臣を歴任した原敬、長崎市にある平和記念像を創った彫刻家の北村西望、小説・随筆家の宇野千代、横綱双葉山、プロ野球の広岡達朗、パナソニック創業者の松下幸之助、京セラ・第二電電創業者の稲盛和夫らがいる。現在では、アメリカ大リーグで活躍中の大谷翔平もその一人だ。

第二章

「心身統一法」はいかに確立されたか

（一）天風自身の証言

「心身統一法」確立の経緯については、天風自らが語っている。それによれば、大正八年、四三歳のとき、天風は「日本の精神文化に貢献したい」「真理にふれたら、人を救わずにはおられない」との思いから、「世のため、人のため」になる布教活動をすることを決断したという。そのうえで、人々に「何を教えるか」ということについては、「教えの原理があればなにもインドに行かなくても人を救えることができる。その救いの原理はなにか。どうすべきか、この"How to do ?"から『心身統一法』が生まれた」と述べている。

これをわかりやすくいえば、天風はカリアッパ師から学んだ「ヨーガの原理」を基本原理として、ヨーガを知らない一般の人たち（日本人）にこの基本原理をいかにして理解・実践させるか——"How to do ?"——を自ら考究・工夫した結果、「心身統一法」が生まれたということだろう。

この天風の思いを筆者なりに解釈すると以下の通りだ。天風自身の語り口に擬して説明することにしよう。

〈私は偶然にもアレクサンドリアでカリアッパ師と巡り出合い、自分の命を救いたい一心で、一縷の望みを抱いて、師に付き従ってヒマラヤ山麓のゴーケ村に分け入り、ヨーガの修行をした。何の予見もない中で、文字通り命懸けの修行を約一年半貫徹し、ついに悟りの境地に達し、同時に死病の肺結核も自然治癒できた。

私はこのヨーガ修行の成果を日本で広め、苦悩し迷っている多くの人たちに役立てたいと思うようになった。私が教えようとしている「救いの原理」は、誰もが簡単に理解でき、実践できるものでなければならない。カリアッパ師の指導で行った修行を、日本でそのまま実践しても、悟りの境地にまで到達できる修行者は一千万人に一人もいないだろう。私が確立すべきものは、「誰でも軽易に理解・実践でき、しかも効果が絶大な方法」である。

私はそこでハタと考えた。カリアッパ師の指導で学んだことは、山ほどあるがその中で最も重要な原理は何か、ということである。私が修行を通じて得た最も重要なことは『人の心の在り様――積極的精神であるか否か――が、健康・長寿・運命・成功、極論すれば人生の一切合切を決める』ということである。

ヨーガで学んだことは、山ほどあるが、日本で「世のため人のため」にお役に立てるためには、カリアッパ師から学んだことを「エイ、ヤッ」と一端捨ててしまう必要があった。そのうえで、私が最も重要だと思うことだけを選び出し、単純明快に整理・表現する必要が有った。

そうして出来上がったのが「心身統一法」なのである〉

（二） 宗教とは一線を画す天風の訓《おし》え

天風の訓《おし》えを広める組織としての推移は以下の通り。天風は、大正八年（四三歳）の布教開始と同時に「統一哲医学会」を創設した。その後「統一哲医学会」は発展し、政財界の有力者も数多く入会するようになり、昭和一五年（六四歳）には組織名を「天風会」に改称した。

さらに、昭和三七年（八六歳）には国の認可により「財団法人天風会」となった。天風が九二歳で没した（昭和四三年）後のことだが、平成二三年には、同会は内閣府認定の公益財団法人に移行した。

天風はその哲学である「心身統一法」を、意図的に宗教的色彩を薄めようとしたのではないか——と筆者は見ている。彼は、「自らを世に売り込むようなことはしたくない。縁ある者だけを、全力を尽くしてお教え説きたい」とし、当初より宗教法人にする考えはなかったようだ。

そもそも天風は、宗教に不信感を持っていた。前述したが、天風が死病・肺結核に罹ると、お父さんは宗教家の指導を受けるように勧めた。最初はキリスト教の方が来て、「ひたすら

『天にましますます主なる神』を拝め、そうすればあなたは救われる」といわれた。天風青年は、治りたい一心から懸命に拝んでみたが、かえって喀血がひどくなった。それで、天風青年は父上に「どうもキリスト教は肌に合わないようです」といって、やめたという。

次に天風青年の前にやってきたのは、有名な禅僧だった。その禅僧は天風青年の病室に入ってくるなり、「〝肺病やみ〟はお前か。馬鹿だからだよ、お前は！」と一喝するだけで帰ってしまった。こんな経緯から、天風は宗教に不信感を持つようになったのではないだろうか。

「心身統一法」を創始した天風が、宗教とは一線を画そうとした理由はもう一つあると、筆者は思う。天風は胸の奥で、出口なお（天保七年～大正七年）とその女婿の出口王仁三郎《おにさぶろう》（明治四年～昭和二三年）が興した神道系の新興宗教である大本《おおもと》教の迫害の経緯を教訓としていたのではないだろうか。王仁三郎と天風（明治九年～昭和四三年）は、同世代の人間である。大本教の迫害の経緯はこうだ。

まずは、第一次大本事件。政府は「国家神道」と食い違う神話解釈を行ない、メディアを通じて信者数を拡大し、陸海軍や上流階級にまで影響力を持つようになった大本に危機感を募らせた。さらに教団内の有力者・論客の浅野和三郎（後に日本の心霊主義運動の父）たちが黙示録（終末思想）的な予言をメディアで全国に宣伝したため、国内は騒然となり、当局の懸念はますます強くなった。内務省が公式に警告を発し、王仁三郎も警察に呼び出されて注意を受けている。大本の教典『大本神諭（火の巻）』は、不敬と判断され発禁になった。陸・海軍大臣は、軍内における大本信者の一掃を通達している。

政府は、脱退した元信者が、大本について「皇室の尊厳を冒涜した」「王仁三郎は陰謀家だ」「日本神話に勝手な解釈を加えた」などと告発したのをきっかけに、大正一〇年二月に不敬罪・新聞紙法違反を理由に弾圧を加えた。八〇名が検挙されたが、最終的に王仁三郎、浅野、吉田祐定（印刷出版責任者）が京都地裁に起訴され、王仁三郎に新聞紙法違反と不敬罪で懲役五年という判決が下った。

続いて、第二次大本事件が起こった。王仁三郎は精神運動団体「昭和神聖会」を結成し、大規模な運動に乗り出していった。昭和一〇年一月、「昭和神聖会」は、皇族を首班とする皇族内閣の創設・組閣を天皇に直接請願する署名を集めた。「昭和神聖会」のこのような動きの中に「革命の気運」を感じ取り、恐怖を覚えた日本政府は、王仁三郎の「昭和神聖会」とその母体である大本を治安維持法によって徹底排除することを決定した。

政府が大本を危険視した理由はほかにもある。「大本神諭」や「霊界物語」で唱えられた大本の神話や教義が、天皇（現人神、天皇制）の権威や正統性を脅かしかねないという宗教的な理由が存在した。同年一二月八日、政府は大本に対して、苛烈な攻撃を加えた（第二次大本事件）。唐沢俊樹内務省警保局長は「大本を地上から抹殺する方針」であることを各方面に指令している。王仁三郎は松江市島根別院で拘束された。王仁三郎は不敬罪で五年の判決を受けたが、敗戦後、昭和二〇年一〇月の大赦令で同罪が消滅した。

国家（ステイト）と宗教（チャーチ）は、本質的に権力を巡って相対立する関係にある。ただ、場合によっては、宗教と国家権力が一体化する場合もある。戦前の日本も天皇制と国家神道が一体で「政教合一」の状態であった。それゆえ、国家神道と同じ神道系の新興宗教である大本教が天皇制を護持する時の権力から睨まれ、弾圧されたのは自然の流れであろう。

天風の訓《おし》えはヨーガから生まれたもので神道の系列にはなかったが、天風としては二度にわたり大本が政府から弾圧された有様を間近に目撃し、その教訓を学び、宗教とは一線を画すことを選択したのではないだろうか。

（三） 天風がヨーガの原理に加えた工夫

「心身統一法」で重要なポイントは「強い心・積極的精神」を常に強化・刷新し続けることである。そのためには、実在意識のみならず自己の潜在意識の改善・更新（天風はこれを「観念要素の更改」と呼んだ）を継続することが必須の要件である。

天風は、重病・危篤の身でフランスに滞在中、一九世紀のフランスにおける最も偉大な女優のサラ・ベルナールからリヨン大学のリンドラー博士を紹介してもらった。リンドラー博士は、鏡を用いた自己暗示法を創始し、それを実践・普及していた。天風は、帰国後、「心身統一法」を布教するにあたり、リンドラー博士から伝授された鏡による自己暗示法を応用して、潜在意識を改善・更新する方法を確立した。いうまでもないが、この方法はカリアッパ師のヨーガ修行には含まれていない。天風は、“How to do ?”の観点から、ヨーガの原理・原則を日本人に容易に理解・実践させるために、新たな手法を柔軟に採り入れた。

天風は、人々に「鏡に映る自分の顔の眉間を見つめつつ、自分のなりたい状態を命令的な言葉で話しかけなさい。たとえば、『お前は信念が強くなる！』『お前はもっと積極的になる！』などと、真剣に一度だけ呟きなさい」と教えたものだ。

天風の「心身統一法」には、ヨーガの原理に加え、彼の強烈な個性と波乱万丈の人生を乗り越えた幾多の経験などが色濃く反映されているものと思われる。また、天風が、布教活動を始めるにあたり、「日本の精神文化に貢献したい」といっていることを考えれば、古代インド発祥の伝統的な宗教的行のヨーガの原理をそのまま日本に持ち込むのではなく、彼なりに日本風に（japanize）する努力・工夫をしたのではないだろうか。

天風は大正八年、四三歳で大道説法を始め、昭和四三年に九二歳で帰霊するまでの五〇年間、「心身統一法」の内容について検討を重ね、修正を繰り返してきたものと思われる。

さらにいえば、天風の「心身統一法」には、一九世紀にアメリカで始まったキリスト教における新しい潮流（宗派）であったニューソート（New Thought、新思考または光明思想）が大きな影響を与えたものと、筆者は考えている。ニューソートは、聖書の内容を従来とは違う立場から解釈しようとするもので、「人間の意識は宇宙と繋がっている」と考え、その根拠を聖書に求めるのが主流である。キリスト教の主流宗派であるローマ・カトリックなどからは、ニューソートは「異端的宗教・霊性運動」と見なされた。

筆者は、あえていえば、天風の「心身統一法」は、ヨーガとニューソートの〝二つの宗教〟から生まれたものだと推理している。このことについては、以降の章で改めて詳述する。

第三章

「心身統一法」の効能とは

（一）空海や最澄の仏教宗派確立に似たパターン

天風が確立した「心身統一法」は、平安時代初期に空海が真言宗を最澄が天台宗を開いたのと似たパターンではないだろうか。

似ている点は、ともに異国（海外）から持ち帰った仏教・哲学をもとに、固有の〝宗派〟を開いたということだ。天風の「心身統一法」はインドから持ち帰ったものだ。一方の空海の真言宗と最澄の天台宗はともに唐から持ち帰ったものだ。ただ厳密にいえば、仏教は中国に生まれたものではない。ヨーガと同じインドで紀元前四五〇年頃釈迦によって開かれた。従って、中国は日本の仏教にとっては「中継地」ということになる。いずれにせよ、天風の「心身統一法」も、空海の真言宗（密教）と最澄の天台宗も、外国の文物を日本に移入したという点では同じだ。

日本人が外国の文物を移入する際は様々な障害がある。第一の障害は「距離」である。天風がカリアッパ師に従ってヒマラヤ山麓のゴーケ村に行く様子を思えばわかるだろう。空海も最澄も唐に留学したが、当時は稚拙な船と航海技術で荒れ狂う東シナ海を渡らなければならなかった。

空海を例にとれば、「距離」を克服する苦難はこうだった。空海の乗る第一六次遣唐使船は、延暦二三年（八〇三年）五月一二日に難波津を出航、博多を経由して七月六日に五島・福江島の三井楽から唐に向かった。空海の乗った船は途中で嵐に遭い、大きく航路を逸れて、貞元二〇年（八〇四年）八月一〇日、福州長渓県赤岸鎮に漂着した。海賊の嫌疑をかけられ、疑いが晴れるまで約五〇日間待機させられた。空海はこのとき、遣唐大使に代わり福州の長官へ嘆願書を代筆した。その理路整然とした文章と優れた筆跡により遣唐使と認められ、同年一一月三日に長安入りを許され、一二月二三日に長安に入った。難波津を出て、実に一年半もかかったというわけだ。さらにいえば、難波津から出た四隻のうち中国に着いたのは二隻だけで、ほかの二隻は遭難したという。

第二の障害は「言語」である。その点、空海は言語の天才で、密教を理解するうえで欠かせないサンスクリット語と中国語をわずか三ヶ月で辞典を作れるほどに熟達したという。

天風の場合は、幸いにも幼少期から英語になじみ、後に修猷館で英語による授業を受け、さらに肺結核治療の道を求めてアメリカや欧州を訪ね歩く間に英語を日常的に話したことで、その練度は相当進歩したようだ。カリアッパ師との英語のコミュニケーションはスムーズだったと思われる。

ただ、外国語はどれほど熟達したとしても、ネイティヴのレベルになれることはない。従って、空海と最澄が中国やインドで学んだはずの教理やノウハウを誤解・曲解した可能性は排除できない。

空海と最澄が学んだものの多くは、仏典などの文書が主体である。もっとも、空海が学んだ密教は文書だけではカバーできない部分——人間の言語活動では表現できないもので、瞑想などにより体得するもの——もあった。

一方、天風のヨーガ修行では、文物などはほとんどなく、カリアッパ師の指導でひたすら坐して瞑想するなどの修行が主体だったようだ。従って、天風は、ヨーガに関するノウハウを文書として持ち帰ったわけではなく、「体得」して持ち帰ったのだ。従って、ヨーガの原理については、天風が「体得」したものがすべてである。それゆえ、ヨーガを発展させて編み出した「心身統一法」は、ヨーガの原理についての天風の個人的な解釈や理解による部分が多く含まれているものと思われる。

この点、経典を持ち帰った空海の真言宗や最澄の天台宗に比べれば、「心身統一法」は天風という人間の個性が色濃く反映されているものと考えるべきだろう。

（二）　天風自身の肺結核克服がその効能を実証

イエズス・キリストがイスラエルのガリラヤで宣教を開始して以降、民衆を引き付けたのはそもそも奇跡を起こしたからだった。カナの婚宴で水をワインに変え、ガラリヤ湖の上を歩き、悪霊に取り憑かれた男、重い皮膚病（ハンセン病）の人、手の萎えた人、出血が止まらない女等を癒し、死んだ人を蘇らせるなど多くの奇跡を人々に見せた。

肺結核は、戦後、結核予防法が制定され、抗生物質のストレプトマイシンを用いた化学療法の普及などにより死亡率は著しく減少したものの、戦前は、毎年一〇万前後の人命を奪う恐ろしい病気であった。当時、肺結核は国民病といわれ、文字通り死病であった。

天風は、そんな恐ろしい肺結核を医者にも病院にも頼らず、ヨーガの修行をすることで、自力で治してしまったのである。天風が、医者も薬もなくて肺結核を治した事実は、当時の人々にとっては奇跡以外の何物でもなかったことだろう。

天風は、「心身統一法」により死病・肺結核を克服したのみならず、九二歳までの長寿をも手に入れて見せた。明治三九年、三〇歳のときに奔馬性肺結核を発病した天風が、九二歳まで長生きすることは「奇跡」としかいいようがない。天風の「心身統一法」が人々に受け入れられた理由は、身をもってその教えの正しさ――健康・長寿――が立証されたからだろう。

天風は、健康・長寿に加えビジネスでも成功を見せた。天風は、三年余の短い期間であったが、東京実業貯蔵銀行の頭取や伊豆電燈株式会社社長、その他にもいくつかの会社を経営して実業界で活躍した。このことも、人々にとっては、『心身統一法』はビジネスの成功にも繋がるのでは」という期待を抱かせたはずだ。

「心身統一法」で効能（ご利益）に預かったのは天風ばかりではない。天風の教えを実践した人々の中から、人生の成功を勝ち取った多くの著名人が現れた。そもそも、天風が布教を始めると、その門下には日本を代表する人材が集まり始めた。天風を信奉し、直接・間接的に教えを受けた人々は一〇〇万人を超えるといわれる。代表的な人物の中には、昭和天皇や北白川宮などの皇族、尾崎行雄、原敬、後藤新平などの政治家、東郷平八郎、山本五十六などの軍人、松下幸之助、稲盛和夫などの経営者、双葉山、長嶋茂雄、大谷翔平などのスポーツ選手、宇野千代、北村西望などの作家や芸術家がいる。

これら信奉者には、東郷平八郎などのように信奉者となる前にすでに功成り名を遂げた人物のほかに稲盛和夫などのように信奉者になった後に成功した人がいる。また、信奉者になった後に成功した人の中には、天風の生前に教えを受けた人と天風が帰霊後に彼の著作などによって信奉者になった人がいる。

いずれにせよ、天風の「心身統一法」は天風が意図した通り、その信奉者を「健康、長寿、運命、成功」などに導く作用があったのは確かのようだ。

（三） 修行方法は簡易で誰にでも実践できる

参禅した経験のある人はわかるだろうが、静寂の中で長時間座禅を組むのは骨の折れることだ。「まだか、まだか」と終わるときを待ちながら、足の痺れに耐えるのは苦痛以外の何物でもない。各種宗教の修行は、厳しくつらいのが一般的だ。命がけのものでもある。

その一例が、千日回峰行だ。千日回峰行とは、滋賀県と京都府にまたがる比叡山の峰々を場として行なわれる天台宗の行のことである。「千日」といわれるが、実際は九七五日である。行は七年間にわたって行なわれ、一～三年目は年に一〇〇日間、四～五年目には年に二〇〇日間行なう。無動寺で勤行した後、深夜二時に出発し、真言を唱えながら二六〇ヶ所で礼拝しながら、約三〇キロメートルを平均六時間で走破する。まるで、マラソンだ。途中で棄権するときは自決するのが決まり。そのために、死出紐、短剣、埋葬料一〇万円を常時携行するという。

五年間で七〇〇日に及ぶ行を終る（満行）と、さらに過酷な行である堂入りが待っている。行者は生き葬式を行ったあと、無動寺の明王堂に入り、九日間（実質七日半ほど）にわたる断食・断水・断眠・断臥の四無行に入る。堂入り中は、行者は明王堂の中で不動明王の真言を一〇万回も唱えるという。この間、毎夜午前二時には堂を出て、近くの閼伽井《あか》で閼伽水《あか》を汲み、堂内の不動明王に供える。

堂入りを満了（堂さがり）すると、行者は生身の不動明王ともいわれる阿闍梨となり、信者たちの合掌で迎えられる。これを機に行者は自分のための自利行から、衆生救済の利他行に入る。

六年目にはこれまでの行程に京都の赤山禅院への往復が加わり、一日約六〇キロメートルの行程を一〇〇日続ける。

七年目には二〇〇日行ない、はじめの一〇〇日は全行程八四キロメートルにおよぶ京都大回りで、後半一〇〇日は比叡山中三〇キロメートルの行程に戻る。

満行者で無動寺谷明王堂の輪番職にある者は、その後二〜三年以内に一〇〇日間の五穀断ち（米・麦・粟・豆・稗の五穀と塩・果物・海草類の摂取が禁じられる）の後、自ら発願して七日間の断食・断水で一〇万枚大護摩供（別名：火炙り地獄）を行なう。

千日回峰行（天台宗）の例のように、世界の様々な宗教は、あるレベルの悟りに到達するためには厳しい修行を課するのが一般的である。ヨーガも、前述のように厳しい修行――三〇年の修行の後に、八日間の臨死体験をした後に復活する――があるようだ。

これに比べ、天風の「心身統一法」は、さほどの厳しい修行はない。天風の「人生と積極的精神」という演題の肉声の講演（録音テープ）を聞いてみると、その教えの核心部分を最も簡潔にいえば次のようになる。

〈人間の心で行う思考は、人生の一切を創る。従って、人生にとって最も大切なものが積極的精神である。人全てが望む健康も、長寿も、運命も、成功も、いや、極論すれば人生の一切合切の全てが積極的精神で決定される。積極的精神が人々の心にしっかりと堅持されていれば、人生の土台石が堅固に据えられていることになる〉

天風が創り上げた「心身統一法」は、極論をすればこの積極的精神を強化・持続するための具体的な実践方法――“How to do？”――を提示するものである。その内容は、序章で示した「心身統一法の要点」（有田焼・深川製磁社長・深川剛先生〈故人〉がまとめられたもの）にある通り、極めて簡易・明快である。千日回峰行のような命懸けの困難な修行は一切要らない。

（四）宇宙霊と人間のかかわり

私は「天風の『心身統一法』は限りなく宗教に近い」と思う。宗教とは、「人間の力や自然の力を超えた存在を中心とする観念であり、また、その観念体系に基づく教義、儀礼、施設、組織などをそなえた社会集団のことである」という説明が一般的だ。

「人間の力や自然の力を超えた存在」が神や仏なのである。しからば、天風の訓《おし》えの神とはいかなるものであろうか。天風の訓えにおいては、「人間の力や自然の力を超えた存在」のことを宇宙霊と呼んでいる。天風は、「宇宙霊と人間のかかわり」について『運命を拓く』(講談社)などで次のように述べている。

- 宇宙には、宇宙を創り司る宇宙霊が存在する。現在の世界は、宇宙霊の無限の霊智によって造られたものである。この宇宙は、驚くべき生ける世界なのである。常に創造的活動をしている。
- 世界を作った一切の材料も、また宇宙霊の中から生まれたものといわねばならない。この宇宙ならびに世界の本質は、実に宇宙霊なるものだけである。
- 宇宙霊なるものに、無限の霊智が存在しているのは、宇宙霊そのものの創造的本性を完遂するためである。すなわち、「あらゆる、すべてのものを創り出さんがため」である。
- 宇宙霊は、休むことなく働いている。創造に瞬時の休みもなくいそしんでいる活動体である。この宇宙は常に更新し、常に進化し、向上しつつある。

●宇宙霊の分派分量を一番多く与えられている人間と、宇宙霊の持つ生命とは、その内容において、まったく不可分同一なものである。従って、（人間の）霊智も（宇宙霊と）同じ程度に到達し得るものであると断定できるのである。

●宇宙霊は霊智と心の体系を持つ生命体――霊智的大生命体――である。「人間の心」こそ、宇宙一切の造り主である宇宙霊と自分（人間）の生命の本体たる霊魂とを、交流結合させる回廊である。人間が何かを思ったり、考えたりすると、直ちに宇宙霊が、その心の状態の通りに働き出すということである。人間が真理を思うとき、宇宙霊は人間の心を通じて、その正しい思考を表面に現そうとする。

反対に人間が悪を思えば、宇宙霊はやはり、その通りの事実を人生に作り出そうとする。宇宙霊の持つ創造力は、その心に刻まれる思考、観念に従って、積極方面にも消極方面にも活動する。特にその思考、観念が強烈であればあるほど、よりその活動力を増す。

人間の心の思考作用と、宇宙を司る宇宙本体（宇宙霊）の創造作用――ものを産み出す力――とは、別々に分かれているのではなく、本質的に一つのものである。それゆえ、人間の心で行う思考は、人生の一切を創るのである。

●人間はその本質が霊であるため、その本源である宇宙霊を呼び寄せる働きを持っているのは当然の事実である。だから、これを確固たる信念として心に植えつけねばならない。

・人間が、ものを考えるとき、その心の背後には、宇宙霊、およびそれより発生する力が、充分な用意をして控えている。すなわち、人間の背後には、人間が何を欲するにも、また何を人知れず思うにも、その一切を現実の形として現そうと待ち構えている宇宙霊が控えている。そして、人間が心に思い浮かべたことを鋳型として、いろいろのものを作り出すという創造能力を活動させる。

だから、常に心の中に積極的な思考や観念を描くことに努力し、それを宇宙霊の心に反映させ、これを見える形に変化させることに心がけねばならない。そうすれば、健康も運命も、否、人生の一切が美化善化してくるのである。

上述の天風の宇宙霊と人間のかかわりについての説明を読むと、キリスト教徒である私は、天風のいう宇宙霊とは、旧約聖書と新約聖書における唯一の神であるヤーウェ――天地の創造主・全能の神――とその子供であるイエズス・キリストに限りなく似たものであるように思える。いうまでもないが、ヤーウェはユダヤ教の神でもあり、イスラム教の神でもある。旧約聖書によれば、ヤーウェは人間（ユダヤ人）を守護するが、神意に反するときは苛烈な懲罰を加える。この点では天風の神である宇宙霊とは異なる。一方、新約聖書においては、神はユダヤ人のみならず全人類の神であるとともに、慈しみある「愛」の神である。

天風による宇宙霊についての記述・説明は、実に簡単で短く、私には物足りない。キリスト教、仏教、ユダヤ教、イスラム教などの宗教は、いずれも膨大な量の経典、その解釈書、美術の類が存在する。

天風の「心身統一法」の母体であるヨーガはインドの諸宗教――ヒンドゥー教、ジャイナ教、仏教など――の修行として行なわれているという。これらの宗教の神々が天風のいう宇宙霊とどう結びつくのか定かではない。

天風が、空海や最澄などのようにヒマラヤ山麓から経典を持ち帰ったという話も聞かない。天風は、肺結核を治すことが最優先の課題であり、カリアッパ師の教えの中の"How to do ?"の部分について、熱心に修行したわけだ。従って、"How to do ?"という問い以前の、ヨーガ修行の根拠となる「神」についての研究・学習はほとんどしなかったのではないだろうか。また、よしんば、神についての疑問を感じたところで、一年半の短い修行期間内に、ヒンドゥー教、バラモン教、ジャイナ教、仏教などの神々について学び取ることは不可能だったに違いない。

では、天風はどうやって宇宙霊についての考え方を確立したのであろうか。それは、私が率直に感じたように、天風は宇宙霊のイメージについては、限りなく旧約・新約聖書の神であるヤーウェやイエズス・キリストから引用したのではないだろうか。

天風の訓《おし》え（「心身統一法」）よりも約一〇年遅れて、昭和五年に谷口雅春氏が創設した新宗教団体の「生長の家」は、神道、仏教、キリスト教、イスラム教、ユダヤ教の教えに加え、心理学や哲学を融合させた教えに基づいている。このように多くの宗教の教えを融合した理由について、創設者の谷口雅春氏は「万教帰一（すべての宗教は一つに帰する）」という考え方を示している。

天風の宇宙霊という神も、谷口雅春氏の「万教帰一」と似た考え方で、天風自身が様々な宗教を研究して創ったものかもしれない。いかに実践するか（"How to do ?"）――いわば〝下部構造〟――が主体である「心身統一法」の〝上部構造〟に当たる「神」として、それに最も合理的・論理的に合致する「宇宙霊」は天風が自ら創作したものではないか。それゆえ「宇宙霊」は情感に乏しく、無機質に感じられる。

カトリックの私には、旧約聖書のヤーウェも新約聖書のイエズス・キリストも書物や美術・映画などにより具体的にイメージでき、その言動はなじみ深く、私の心に響くものがある。しかし、宇宙霊は「生命体」とはいうものの、なんとなく無機質で生命体としての情感に乏しく、私の心情にピッタリとは来ない。この点は、「心の重要性」を強調する天風の訓《おし》えとは「ミスマッチではないか」という印象を拭えない。

第四章

「心身統一法」とニューソートの関係

（一）ニューソートとは

天風の宇宙霊はどこから来たのだろうか。結論からいえば、宇宙霊のルーツはニューソート（New Thought、新思考）ではないかというのが筆者の推測だ。さらにいえば、筆者は、「天風の『心身統一法』はヨーガとニューソートによって創られた」――という仮説に辿りついた。以下それについて説明したい。

ニューソートは、聖書の内容を従来とは違う立場から解釈しようとするものである。ニューソートの指導者たちは、聖書を根拠にして「人間の意識は宇宙と繋がっている」と主張した。ニューソートの先駆者たちは、「そもそもキリスト教の『原罪』は存在せず、あらゆる人々がキリストの力を自身が内包している」と主張した。この主張や考え方により、従来の禁欲的キリスト教思想に疑問・不満を抱いていた思想家、労働者、零細農場や工場の経営者たちは勇気付けられた。

日本では、「生長の家」創始者の谷口雅春氏が、ニューソートの〝伝道者〟の役割を担ったラルフ・ウォルド・トライン（一八六六年～一九五八年、アメリカ哲学者・著述家・教育者）の影響を受け、彼の著書である『幸福はあなたの心で（In Tune with the Infinite）』を翻訳して出版した。谷口氏は「気持ちを明るく保つことで運命が開ける」という考え方が理解しやすいように、ニューソートのことを「光明思想」と訳した。

現代の自己啓発書やビジネス書が説く「心や思考の性向（潜在意識）が健康や経済状態として表れる」、あるいは「思いは現実になる」という考え方（ポジティブ・シンキング、引き寄せの法則）はニューソートの考えに基づくものであり、日本人への影響も大きい。

マーチン・A・ラーソンはその著『ニューソート――その系譜と現代的意義』（日本教文社）の中で、「ニューソートの（神と人間に関する）主張」を以下のように要約している。

①　人間の心情と意識と生命は宇宙と直結している。
②　あらゆる病の本質は自己意識に対する無知・誤りが原因である。
③　原罪は存在せず、人間は万人が「キリスト」の力を内包している。
④　全人類に喜びと成長と発展と幸福の機会がすでに与えられている。
⑤　人間は内なる「神」の一部を顕現すべく無限の発展を遂げつつある。
⑥　正統的宗教哲学は数百年間過ちを犯し続けてきた。
⑦　愛の力は神の意志の地上的表現である。

このラーソンが提示した「神と人間に関するニューソートの主張」を見れば、天風が示す「宇宙霊と人間のかかわり」に極めて良く似ていることがわかる。

ニューソートの多くは説得を主な技法としたが、一八九三年、シカゴの世界宗教会議でスワミ・ヴィヴェーカーナンダ（一八六三年〜一九〇二年）が人気となってから、インドの心身訓練法もアメリカに伝わった。インド人ヨーガ行者ラマチャラカを名乗り、呼吸法の著作を刊行したウィリアム・ウォーカー・アトキンソン（一八六二年〜一九三二年）のように、ニューソートの中にはヨーガの呼吸法を取り入れたものもあった。アトキンソンの思想は、西洋エソテリシズム（秘教）の生命エネルギー概念をインド思想に読みこんだもので、わかりやすく実践的であり、当時ベストセラーとなっている。ラマチャラカ名義の著作は欧米では現在も読まれており、日本では大正期に著作が翻訳され、プラナ療法（気功に似た療法）として霊術など民間療法に取り入れられた。

日本では、ニューソートの著書として、第一章で詳述したオリソン・スウェット・マーデン（一八五〇年〜一九二四年）や前述のアトキンソン、ラルフ・ウォルド・トラインのものが翻訳されて明治後期から昭和初期にかけて出版された。

ちなみに、天風がニューソート思想と初めて出合ったのがマーデンの著書を読んだとき（明治四一年、三二歳）であった。天風が死病の肺結核に取り付かれ、克服の道を暗中模索する中で、学友だった岩崎久弥氏（三菱財閥三代目総帥、学習院時代のクラスメート）がくれたのがマーデンの『如何にして希望を達し得るか（How to get what you want）』という本だった。天風はこの本を読んで大きな感銘を受け、「座して死を待つより、マーデンから心の強さを取り戻す方法を教わりたい」と思う一念で渡米を決心したのだった。

（二） ニューソート誕生の経緯

ニューソートは、一九世紀のアメリカで始まったキリスト教における潮流（宗派）の一つで、一種の異端的宗教・霊性運動である。現世利益の追求を戒めるキリスト教プロテスタント系カルヴァン主義への反発を背景に生まれた。

ニューソートの源流は、ミカエル・セルヴェトゥス（一五一一年〜一五五三年）である。彼は、スペイン出身の医師・神学者で、宗教改革の時代に、カトリック、カルヴァン派双方を批判する「七つの書物における三位一体説の誤謬」という著作で三位一体説を否定し、一五五三年にスイスのジュネーブで火あぶりの刑に処せられた。

セルヴェトゥスはなぜ火あぶりという極刑に処せられたのだろうか。それはキリスト教の根幹教義である、三位一体説を否定したからである。三位一体説とは、イエス・キリストの本性についての見解であり、「父（神）と子（イエス）と聖霊は三つの位格を持つが本質的に一体である」という説である。位格とは面（ペルソナ〈人格〉）としてそなわっている姿であり、三位一体説とは「神は三つの異なる位格を持つが実体（サブスタンシア）としては、三位は一体である」という考え方である。神学者で聖者のアタナシオス（二九八年〜三七三年）に端を発する思想で、ローマ時代の数回にわたる公会議で正統（オーソドクス）として認められ、イエスの神性を否定する傾向にある様々な教説は異端として排除されていった。キリスト教の最も重要な教義となっている。

セルヴェトゥスは、「神は完全であり、慈悲深く善であり、生気に満ちたものであれ生気のないものであれ、あらゆるものに内在し、すべての存在はこの『中心の力』によって活性化され、本性を得ている。宇宙にある一切は神であり、すべては神の表現であるがゆえに、人間も神聖である」と主張した。このようなセルヴェトゥスの神についての考え方・捉え方が後のニューソートに繋がるのである。セルヴェトゥスの神についての考え方・捉え方をよく読んでみると、彼が考える「神」は、天風の「宇宙霊」とほとんど同じに思える。

セルヴェトゥスが火あぶりの刑に処せられてから一〇〇年以上の時を経て登場したエマニュエル・スウェデンボルグ（一六八八年〜一七七二年）も三位一体説を否定する神学者であった。スウェデンボルグは、三位一体の否定とともに、原罪をも明確に否定した。原罪とはキリスト教の根底にある思想で、アダムとイブが蛇にそそのかされ、神に背いて禁断の実を食べた罪のことを指す。イエスは十字架を持って、悪魔（＝蛇）に立ち向かい、人類の罪を贖うために磔となったとされているが、スウェデンボルグはそれを否定し、「神は決して怒らず、けっして悔いず、誰をも決して試練にあわせず、無垢な者たちの運命を決して予《あらかじ》め定めず、あるいは邪悪なものたちにさえ永遠の罰をけっして加えない」とした。

ちなみに、スウェデンボルグの「無垢な者たちの運命をけっして予め定めず」という考え方は、キリスト教宗教改革者のカルヴァンが、「神は、救済にあずかる人と滅びに至る人を予め決定している」という説（予定説）を真っ向から否定するのである。

スウェデンボルグによる原罪の否定が「ニューソート」の教義でも重要な部分となる。スウェデンボルグの「人類を原罪から解き放つ思想」は、それまでの「清貧を良し」とする考え方から、蓄財、欲望（思いを叶えること）を肯定するポジティブ・シンキングに道を拓く一つのきっかけを与えた。特に新天地のアメリカにおいては、スウェデンボルグによる原罪の否定が受け入れられ、後のパクス・アメリカーナに繋がる経済発展を促す「見えざる力」となった。

ニューソートの元祖と呼ばれるフィニアス・パークハースト・クインビー（一八〇二年～一八六六年）は、スウェデンボルグが亡くなって三〇年後に生まれた。クインビーこそがニューソートの思想体系を作ったのだ。

成人してからも身体の弱かったクインビーは、ドイツ人医師のフランツ・アントン・メスメルの催眠療法（メスメリズム）と出会い、自身も治療家としての人生を歩みだした。クインビーは、医者も治すことのできなかった病気を治すにつれ、「自分はイエス（キリスト）と同じことができる」ことを自覚するようになった。

クインビーは、「病気の原因はすべて『誤った心のありよう』が原因であり、それを正すことによって病気を治すことができる」と考えるようになった。「誤った心のありよう」とは、個人の誤った信念や伝統的なキリスト教観の思い込みのことで、クインビーは、それが原因となって心身症を発症している人々がいることを発見した。クインビーは、これらの患者を「正しい心のありよう」に変えることで心身症を治療した。このように、クインビーが実践した「心を正しいありように変えることにより、心身症を治療する取り組み」が、ニューソートのそもそもの始まりであった。このクインビーの考え方・治療法は天風の「心身統一法」に似ているではないか。

クインビーは伝統的なキリスト教や教会を徹底的に批判し、患者たちを癒すことにその生涯を捧げた。クインビーのスタンスは、「すべての病気はキリストの力（イエスによる癒し）によって治癒される」という宗教的な考え方によるものであった。

初期のニューソートでは、催眠術（メスメリズム）を用いて病気であるという思い込み（潜在意識）を変えることにより治療した。クインビーは宗教的に、また、ウォーレン・フェルト・エヴァンスは心理的にアプローチしたが、いずれにせよ病気からの治癒という目的・範囲に留まっていた。

そんなニューソートはやがて、病気治療に留まらず、繁栄・幸福・成功の実現までもが可能であると理解されるようになった。

ニューソートは、アメリカ人の思想家、哲学者、作家、詩人、エッセイストのラルフ・ウォルド・エマーソン（一八〇三年～一八八二年）の超越主義を支えに徐々に社会に浸透していった。エマーソンの超越主義とは、一九世紀前半にエマーソンを中心に起こった哲学・宗教運動である。超越主義は有限な存在のうちに神的な存在を認める神秘的汎神論のような立場をとり、倫理的には理想主義・個人主義をとり、社会の改良に熱意を示した。

汎神論とは、宇宙、世界、自然という存在全体を神と同一視する思想体系である。両者を一元的に理解し、質的な対立を認めない。歴史的に、諸宗教において、その神秘的側面を理論化する際に表れる体系化の一つの型である。ギリシア思想や仏教のように「自然や世界に働く統一的原理として神を構想するタイプ」と、ヒンドゥー教のように「神は万物に偏在し、自我と神は一致することを主張するタイプ」がある。後で説明するが、ニューソートでは、ヒンドゥー教の汎神論が色濃く認められる。

エマーソンの思想は、彼の著作『大霊（The Over - Soul)』の中に書かれた超越体験（内的体験）を読めばわかりやすい。エマーソンは、自らの超越体験について次のように述べている。

〈地球が大気の柔らかい腕に抱かれるごとくに、私たちは大いなる自然の中で安らいでいる。この大いなる自然が、『統一』、『大霊』であり、その中で、すべての人間の個々の存在が他のあらゆる存在と一つになっている。（中略）人間の内には、全体としての魂、思慮深い静寂、普遍の美が存在し、どの部分、どの単位も一様にそこに繋がって、永遠なる一つをなしている。私たちはこの深遠なる力の中にあって、その力のもたらす至福をすっかり手に入れることができる。（中略）魂が人間の理知を通じて呼吸をするとき、それは才能となり、人間の意思を通じて呼吸するとき、それは愛となる。（中略）人間の内側にはあらゆる霊的存在があることを、私たちは知っている。私たちは一面では、深遠な霊的本質に、神の性質に開かれているのである〉

興味深いことに、エマーソンは、インドの古典『ヴェーダ』（インドで編纂された宗教文書、バラモン教およびヒンドゥー教の聖典）から強い影響を受け、彼の著作の多くは一元論

（世界の全存在・全運動を説明するのに、「精神を支配する原理」と「物質を支配する原理」を別のものと考えず、「一つの原理」で説明する立場）の色調が濃い。彼の超越主義哲学は、インドのヒンドゥー思想家のラーム・モーハン・ローイ（「近代インドの父」と呼ばれる）の影響を強く受けたといわれる。

エマーソンの超越体験についての説明を読めば、天風の宇宙霊を彷彿とさせるものがあると感じるのは筆者のみではないだろう。エマーソンひいてはニューソート（キリスト教の異端派）がインドの古典「ヴェーダ」の影響を受けていることは注目に値する。インドのヨーガをルーツとする天風の「心身統一法」とニューソートはその意味で深い〝血脈〟関係にあると考えるのが自然であろう。

こうして確立されたニューソートの布教に功績があったのが、トラインであった。トラインはニューソート界にあって、教会の人間ではなく、治療を行なう者でもなく、独創的な思想家だったというわけでもない。彼は布教活動家であり、中でも著述家、講演者として名高く、彼の訴えは無数の人々に影響を与えた。

一八九七年に出版された『幸福はあなたの心で（In Tune with the Infinite）』（日本教文社）は数年の間に五〇版以上を重ね、米国で一五〇万部以上のベストセラーになった。また海外二〇ヶ国以上で翻訳され、一〇〇万部以上売れた。現在までに四〇〇万部以上が売られており、ニューソート書物のうちで最も人気の高いものに位置づけられている。自動車王のヘンリー・フォードも「自分の成功の霊感をこの書物から得た」と語っている。『幸福はあなたの心で』は、エマニュエル・スウェデンボルグの思想に基づいて書かれている。トラインの本は、二〇世紀に発売された「成功本」や「願望実現法」「引き寄せの法則」のすべての元ネタといっても過言ではない。

（三） ニューソートの主張と天風の訓《おし》えの類似点

先に、天風の訓《おし》え「心身統一法」が掲げる「宇宙霊（神仏に相当）と人間のかかわり」について、その内容を紹介した。この「宇宙霊（神仏に相当）と人間のかかわり」とマーチン・アルフレッド・ラーソン（一八九七年～一九九四年）が提示する「ニューソートの（神と人間に関する）主張」を対比してみよう。

ラーソンが最初に取り上げた「人間の心情と意識と生命は宇宙と直結している」というニューソートの考え方は、天風の訓えにおいても、以下のように、それと限りなく似たような見解を示している。

〈宇宙霊は霊智と心の体系を持つ生命体――霊智的大生命体――である。『人間の心』こそ、宇宙一切の造り主である宇宙霊と自分（人間）の生命の本体たる霊魂とを、交流結合させる回廊である。人間が何かを思ったり、考えたりすると、ただちに宇宙霊が、その心の状態の通りに働き出すということである。人間が真理を思うとき、宇宙霊は人間の心を通じて、その正しい思考を表面に現そうとする。

人間の心の思考作用と、宇宙を司る宇宙本体（宇宙霊）の創造作用――ものを産み出す力――とは、別々に分かれているのではなく、本質的に一つのものである。それゆえ、人間の心で行う思考は、人生の一切を創るのである〉

また、ラーソンが提示する二つ目のニューソートの考え方――「あらゆる病の本質は自己意識に対する無知・誤りが原因である」――は「心身統一法」の根本的思想でもある。

ラーソンが提示する三つ目のニューソートの考え方――「原罪は存在せず、人間は万人が「キリスト」の力を内包している」――はキリスト教に依拠しない天風としては「原罪は存在せず」については言及していない。しかし、「人間は万人が『キリスト』の力を内包している」ことについては、天風は「宇宙霊の分派分量を一番多く与えられている人間と、宇宙霊の持つ生命とは、その内容において、まったく不可分同一なものである。従って、（人間の）霊智も（宇宙霊と）同じ程度に到達し得るものであると断定できるのである」とニューソートと類似した考えを示している。

ラーソンが提示する四つ目の「全人類に喜びと成長と発展と幸福の機会がすでに与えられている」というポジティブな考え方は、天風の「心身統一法」の基本的考え方であることは論をまたない。

ラーソンが主張する五つ目の、「人間は内なる『神』の一部を顕現すべく無限の発展を遂げつつある」と、七つ目の「愛の力は神の意志の地上的表現である」については、天風の「人間が何かを思ったり、考えたりすると、ただちに宇宙霊が、その心の状態の通りに働き出すということである。人間が真理を思うとき、宇宙霊は人間の心を通じて、その正しい思考を表面に現そうとする」という考えと酷似している。

ラーソンのいう六つ目の「正統的宗教哲学は数百年間過ちを犯し続けてきた」については、キリスト教に依拠しない天風にはかかわりないことである。

この分析で明らかなように、天風の「心身統一法」とニューソートは、神（宇宙霊）と人とのかかわりについての基本原理（基本的考え方）は、著しく似ている。

（四）天風はニューソートの基本原理を採り入れたか

天風がヨーガの修行を終えて帰国したのは、大正三年八月だった。その後、実業に乗り出したものの、一念発起して世のため人のために天風の訓《おし》え「心身統一法」の布教に乗り出したのが大正八年六月であった。それまでの五年間、天風は実業に打ち込み、酒色に溺れたものの、心の中ではヨーガの修行を反芻しつつ、己の天命について真剣に考えていたものと思われる。

また、天風が布教に乗り出した以降は、よりいっそう、ヨーガの修行に励むとともに、「心身統一法」の確立に向け様々な情報収集を行ない、思索・試行を重ねたことだろう。

天風は、ヒマラヤにおける修行においては肺結核を治すことが最優先で、ヨーガの神などについての勉強はほとんどしなかったのではないか。従って、「心身統一法」を確立するに際して、「神」の概念に相当する部分を遅ればせながら補強する必要に迫られたのではないだろうか。

英語が堪能な天風は、欧米の哲学や宗教の原書も読み漁ったことだろう。天風は、肺結核発病直後の明治四一年には、ニューソートの代表的人物の一人であるマーデンの著書『如何にして希望を達し得るか（How to get what you want)』を読み、その後、直接マーデンと面談する機会を得ている。天風は、マーデンとの会談には失望したものの、鋭い直感でニューソートに大いなる価値があることを見抜いたのではなかろうか。

天風は、ニューソートの布教活動に絶大な功績のあったトラインの『幸福はあなたの心で(In Tune with the Infinite)』や、ニューソートの哲学的支えとなったエマーソンの著作『大霊(The Over - Soul)』も原書で読んでいたのではないだろうか。

天風は、インドで学んだヨーガとの親和性・類似性に着目し、ニューソートの基本原理（神と人間のかかわりの部分）を「心身統一法」に採り入れたのではないだろうか。これが筆者の大胆な推理である。

第五章

波乱万丈を乗り越えた
筆者の人生録

（一）防衛駐在官時代のスパイ事件

中村天風に次いで、私自身の波乱万丈の人生についても少し触れてみたい。私は、平成二年から五年までの間、在韓国日本大使館付防衛駐在官として勤務した。当時は、冷戦構造が崩壊した直後で、（旧）ソ連の後ろ盾を失った北朝鮮が崩壊する危機が懸念されていた。北朝鮮の崩壊は北東アジアなかんずく日本の安全保障にとって深刻な事態となる。

私は防衛駐在官としてその任務の重大さに鑑み、日夜情報収集に没頭した。その成果として、三年間に一五一一通の公電・公信（文書）を外務省経由で送った。この量は、年平均約五〇〇通、一週間平均一〇通（土日を除けば毎日二通）となる。これだけの数の公電・公信を送った記録は防衛駐在官のみならず外務省職員でも前代未聞の記録と自負している。当時、外務省内で「福山情報」と呼ばれ注目されていたと帰国後に聞いた。

私の仕事は、情報収集だけではない。冷戦構造が崩壊し、韓国は日本に目を向ける余裕ができたからか、在任期間中、日韓の軍事交流が活発化し、要人往来時のアテンド、留学生交換、陸海空自衛隊の各種学校の自衛隊員の研修のエスコートなどにも奔走した。韓国軍との信頼関係を得るため、請われるままに武官団長に就任し、六〇名余にも及ぶ武官団の活動を取り仕切った。韓国国防部は「上から目線」のアメリカ軍武官ではなく、日本の防衛駐在官の私に武官団長就任を要請してきた。その点では、極めて充実した勤務だったと思う。

平成五年六月八日、私は三年間の防衛駐在官の任務を終え帰国した。成田空港に飛行機が着陸した瞬間「無事に帰れた」と心が高揚し、なぜか、全身からどっと汗が噴出したのを覚えている。「一〇〇〇日間余をきわどくも全力で秘密情報活動などに邁進したが、韓国当局から指弾されることもなく、ついに無事に帰国できた」という思いが潜在意識にあったからだろう。

ところがドッコイ、そのまま無事には終わらなかった。帰国直後、当時フジテレビのA支局長と韓国国防部の情報将校B海軍少佐（当時）がスパイ容疑で韓国当局に逮捕された。金泳三文民政権の新しい空気の中で、韓国のメディアはいっせいに「日本大使館武官福山大領（一佐）によるスパイ事件」と、私が黒幕として逮捕された二人をコントロールしていたかのようなニュアンスで書きたてた。A支局長逮捕を報じた七月一四日付『朝鮮日報』は一面トップで「日本のA記者拘束、機密二七件日本武官に渡す」と題し、次のように報じている。

〈A支局長は、軍事機密を入手すると、陸軍武官福山隆一陸佐などに電話で知らせた後、これを伝達するなど、取材活動を逸脱し、軍事上の諜報活動をした嫌疑を受けている〉

事件が報じられた朝、私はいつものようにトイレに新聞を持ち込んで読んでいた。社会面まで読み進むうちに、「日本の防衛駐在官、韓国でスパイ事件」という見出しの記事を見つけた。一瞬のうちに、様々な思いが頭の中を駆け巡った。逮捕された二人に対しては大変申し訳ないが、「最も恐れていた事態ではなかった。私の情報源は無事だ!」という安堵感のほうが強かった。

なぜなら、この事件に私は主導的には関与していなかったからだ。私は結果的には情報をいただいてはいたが、それは私が自ら彼ら二人に積極的に働きかけてやったものではなかった。二人に対しては心から同情はしたが、私が本当に〝お世話〟になったほかの方々に累がおよばなかったことでいささかホッとした、というのが偽らざる心境だった。

わが国の新聞・メディアの世界においては、戦後のよき伝統として、「ペンの独立」が確立されている。従って、A支局長はすべて自らの信念で活動されていたことを私はここで明らかにしておきたい。A支局長が私と会うのは、当然のことだが、朝鮮半島情勢などについて意見交換をするのが主目的であった。A支局長の逮捕後、私は支局長のお父様から、切々とその心痛を訴えるお手紙や電話をいただいた。私は、二人に申し訳ないと思い、八方手を尽くしてなんとか少しでも救いの手を差し伸べられないだろうかと、あれこれ思案した。ある有力な方に相談もした。しかし、私のようなものの立場ではいかんともしがたいことを悟り、無念にも沈黙するほかなかった。

私は、B海軍少佐とは韓国で一度だけ会ったことがある。私が他用で、韓国のあるホテルに行った際、偶然ロビーでA支局長に出会い挨拶した。そのときは、まさにB海軍少佐が結婚式を終えた直後で、A支局長と一緒にいるところだった。同少佐を紹介されたが、迂闊にも同少佐がA支局長の情報源であることを、そのときはとっさに気がつかなかった。

B元海軍少佐と再会したのは、事件後一〇年以上も経った頃であった。当時私は、東京から遠く離れた佐賀県の目達原駐屯地にある陸上自衛隊九州補給処長として勤務していた。再会は、電話を通じてのものだった。B元海軍少佐は、受話器越しに、日本に来ていることと、生活の様子を伝えてきた。

その後、実際に彼に会ったのは、東京に出張したときだった。市ヶ谷のホテルのロビーで彼と話して、初めて彼の人となりがよくわかった。礼節などの徳義から見て、まさに韓国海軍将校の模範のような男だった。また、向学心に燃え、日本の大学の修士課程への進学を希望していた。日・韓・米の緊密な関係の重要性についても、確固たる信念を持っていた。

彼は韓国海軍士官学校から海軍大学を出た、生粋の海軍将校で、仁川港を母港とする韓国海軍第二艦隊所属の高速艇隊長として北朝鮮の不審船（武装スパイ船）を発見・追跡し撃沈したこともある「文武両道」の歴戦の勇士であった。また、B元海軍少佐は、国防省海外情報部で日本担当官のほかに北朝鮮担当官も経験し、北朝鮮海軍についての知識も豊富だった。私は、自衛隊退官後アメリカに遊学したが、渡米前には、スパイ事件について二人で語り合うことはなかった。

B元海軍少佐はその後『北朝鮮特殊部隊　白頭山3号作戦』（講談社）を上梓されたが、この本の中でスパイ事件のことを詳しく書いていた。私がいままで知らなかった事実や、B氏の苦悩などが連綿と綴られていた。これを読んだ私は、名状しがたいやるせない思いにとらわれた。その一部を紹介する。

〈順調かの様に見えたわたしの軍人生活が暗転したのは、忘れもしない一九九三年六月二四日だった。（中略）

『B少領！　直ちに私の部屋に出頭してくれ！』

何らかの特命が下りるのではないか――。胸騒ぎがして、高鳴る鼓動を抑えながら上官の部屋に足早に向かった。

すると、現役将軍（少将）である上官は、今まで見たこともない険しい表情で、いきなり私の階級章を奪い取って大声で怒鳴った。

『少領は日本のスパイか？』

『部長！　何をいっているのですか。わけがわかりません。一体、どういうことですか？』

『B少領が日本のスパイじゃないとしたら、これから当局に積極的に協力してくれたまえ』

事態が飲み込めず、呆然と立ち尽くす私に、少将は続けた。

『当局に行けば、理由がわかるはずだ』

それから間もなく、私は捜査員に連行され、連日、夜通しの尋問に耐えなければならなかった〉

私はこのくだりを読んで、B少佐の無念を思うと、胸が締め付けられるようだった。では、なぜ韓国はこのようなスパイ事件を〝作り上げた〞のか。私なりにこの事件の背景や真相について分析を行なった。私は当初、この事件摘発の背景について、「軍部主導説」であると推論し、次のようなシナリオを考えていた。

事件摘発当時、韓国においては、長い軍事政権が続いた後の初めての文民大統領である金泳三の登場で、韓国軍に対する積年の世論の恨み・反発などが顕在化しつつあった。特に韓国軍に対し情報公開を求める圧力が高まりつつあった。当初、私は、韓国軍が情報公開の圧力を回避するための手段としてこの事件を世に出したのが真相ではないかと考えていた。また、摘発のタイミングは、外交官特権を有する私の帰国直後にしたものと考えた。

一方、B元海軍少佐は『国家情報戦略』（講談社＋α新書）の中で、私の見方とは異なった見解――「金泳三大統領と国家安全企画部（ＫＣＩＡ）主導説」――を述べている。以下、『国家情報戦略』から抜粋引用する。

〈佐藤優：当時の金泳三政権としては、事件を作ることで何を狙っていたのでしょうか。

Ｂ少佐：背景にあったのは、軍の情報機関と政府の安全企画部との間に深い溝があったという事実です。朴正熙、全斗煥、盧泰愚と三代続いた軍事政権時代、政府の情報機関である安全企画部は、軍の情報機関（国軍保安司令部）に牛耳られて来ました。長年のそうした歪んだ関係は、安全企画部の中に抜き差しならない劣等感を植え付けていたのです。そして、その劣等感に火をつけたのが、金泳三政権の誕生でした。

文民政権である金泳三政権になると、安全企画部は露骨な「軍事バッシング」を始めました。しかも、金泳三大統領自身にも軍部に対する劣等感と嫌悪感があって、政治的に軍部を牽制する必要性も加わり、バッシングはエスカレートしていったわけです。

一方で、軍事政権から文民政権へと移ったことは、軍部の中に不満を燻らせる結果にもなりました。軍部の不満を察知した金大統領は、将来起こりうる軍部の抵抗（筆者注：クーデターなど）や反発が、政権の政治基盤を脅かしかねないと危惧したのですね。さらに、軍隊経験のない金大統領に「文民出身の大統領」という弱いイメージがあったことから、政治的に軍を掌握しているのだという印象を国民にアピールする必要がありました。

加えて、軍事政権によって、三十年以上にわたり政治的に蚊帳の外に置かれていた金大統領には、過去の軍事政権に対する強烈な報復願望があったのです。この大統領の願望と安全企画部の怨念が、「軍部の粛清」という形になって表れたわけです〉

これは、私から見ても納得のいく説明だった。B少佐の説明を私なりに補足したい。五・一六クーデター（後の韓国大統領で第二野戦軍副司令官だった朴正煕少将（当時）などが軍事革命委員会の名の下に起こした軍事クーデター）で政権を掌握した朴正煕の支配体制を支えたのは、軍の情報機関――国軍保安司令部〔ＫＣＩＣ〕（後に国軍機務司令部から軍事安保支援司令部へと変遷）と中央情報部〔ＫＣＩＡ〕（後に国家安全企画部〈ＡＮＳＰ〉から国家情報院〈ＮＩＳ〉へと変遷）であった。朴大統領政権下では、ＫＣＩＡが優位を占めていた。

ところが、一九七九年一〇月、朴大統領はこともあろうに、最側近であるはずのＫＣＩＡトップの金載圭部長に射殺された。これを契機に、一九七九年一二月、粛軍クーデターにより誕生した全斗煥大統領は、朴大統領を殺害したＫＣＩＡに対する懲罰の意味と、クーデター当時自らが司令官（少将）として任じていたＫＣＩＣに対する愛着からか、事実上ＫＣＩＣをＫＣ

IAの上位に位置づけた。

縦割りの行政組織が自己主張する以上に、情報機関同士の縄張り争いは熾烈である。KCIの「風下」に置かれたKCIAの怒りと屈辱が窺い知れる。KCIAは、ひそかに「打倒KCIC」の策を胸に秘め、文民大統領誕生の到来を待っていたのだろう。

自らが過去に厳しい弾圧を加えられた金泳三は、本来はKCIAとは敵対関係にあった。しかし、大統領当選後、金泳三は、政権維持のためにKCIAと手を組んだものと思われる。そして、金泳三とKCIAの共通の敵で、クーデターさえもやりかねない韓国軍とその情報機関のKCICを徹底的に叩いて、「牙」を抜こうとしたものと思われる。両者は、韓国軍とKCICのメンツを潰す〝決め手〟として、「日本の防衛駐在官による国防部がらみのスパイ事件」を国民に曝すことを考えついたものと思う。

いずれにせよ、このスパイ事件の本質は、韓国軍・KCICと金泳三・KCIAの「権力闘争」であった――と筆者は確信している。B氏とA氏はその犠牲者だったのだ。

いまから振り返ると、スパイ事件が表面化する前にその予兆と思われることがあった。それは、私が韓国を去る直前の小さな出来事だった。私は、韓国国防部から「保国勲章」（国家安全保障に明確な功を立てた者に授与する。一～五等級ある）の授与を予告されていた。勲章は、韓国国防部で国防部長官から授与される予定だった。

その直前に、武官連絡室長から呼ばれた。室長は、微塵も違和感を抱かせることなく、「国防部長官から、『福山大領は、武官団長をやっていただくなど、立派な功績を残されたので、私（国防部長官）から授与するより、帰国後、防衛庁や外務省関係者も立ち会いのうえ、在日本韓国大使から授与させるようにせよ』という指示があり、国防部における叙勲授与式を取り止めにしたい」と告げられた。

私も、異論はなく、厚意に感謝した。韓国政府・国防部は、スパイ事件の立件に向けて水面下で着々と準備を進めながら、私に叙勲を授与しない方策を考えていたのかもしれない。スパイ関係者に叙勲を与えてしまえば、「政府・国防部大きな失敗だ」――と世論に指弾されたことだろう。

叙勲については、後日談がある。事件後しばらく経って、当時の陸上幕僚監部調査部長の国武将補（仮名）が駐日韓国大使館武官などと粘り強く交渉して、私に保国勲章をもたらしてくれた。大統領の紋章（二羽の鳳凰の間に槿《むくげ》の花）付きの「恩賜の時計」が添えられていた。韓国側は、「当面、福山大領に叙勲を授与したことは、公表しない」という条件をつけた、と聞いた。水面下であったにせよ、韓国国防部が私に勲章を授与したことから判断して、このスパイ事件は、B氏の主張する「大統領・国家安全企画部（ＫＣＩＡ）主導説」が正しいような気がする。

事件が報道された後の、私のことについて話そう。韓国から送られてきた韓国主要紙の一面トップに、自分の名前が韓国語と漢字で書かれているのを見せられたときは、名状し難い複雑な思いだった。

私は辞職までも覚悟したが、特に外務省と防衛庁内局が擁護してくれた。当時の外務省東北アジア課長の藤井新氏（故人）は、「福山さん、あなたがなされたことは、国際的には常識の範囲内です。われわれは韓国との外交関係を多少損なうことも辞せず、あなたを擁護しますから」といってくれた。

また当時、防衛庁内局調査一課長の安藤隆春氏（警察庁からの出向で、のちに警察庁長官）も同様に力強く私を励ましてくれ、有難かった。スパイ事件に対する外務省の対応のみならず、合計五年半にもおよぶ外務省での奉職（北米局安全保障課勤務で二年半、防衛駐在官勤務で三年）を通じ、外務省からいただいた格別の厚遇については、いまも感謝の念は変わらない。

これとは対照的に、陸上幕僚監部は冷淡だった。まるで私を犯人扱いにした。私の韓国における情報活動や入手した情報の細部については、当然知っておきながら、尋問して調書まで作成し、私に署名・捺印を求めてきた。

この事件に対する新聞やテレビの対応は、極めて冷静だった。むしろ、抑制してくれているようにも感じられた。新聞記事は韓国の報道を引用した、簡単な内容だった。私の名前も「F」とイニシャルだけで通してくれた。あるいは、これが報道上のルールだったのかもしれないが。このようなメディアの姿勢については、私は「ソウル戦線」でともに戦った戦友である支局長たちの無言の「戦友愛」と受け止めた。

国内では、『週刊新潮』の佐田記者（仮名）を除いて、一切の取材はなかった。私にコンタクトして来た佐田記者は、陸上幕僚監部広報室勤務時代以来のなじみの友人だった。

「福山さん、まさか私の取材を受けるはずがないですよね」

佐田記者の取材は、コーヒーを飲みながら、これだけに留め、後はよもやま話で終わった。

いずれにせよ、このような経緯で、私は辞職に追い込まれることもなく、予定通り、市ヶ谷の第三二普通科連隊長に就任することとなった。このような混乱の中での連隊長（市ヶ谷）着任は、地下鉄サリン事件出動など、その後の波乱に満ちた勤務を予感させるものであった。

日韓関係は、文在寅大統領政権が残した負のスパイラルに陥っているようだ。しかし、両国が相争っては、何の利益も生まれない。日韓関係が、一日も早く、負のスパイラルから抜け出ることを念じてやまない。

（二）　地下鉄サリン事件の除染作戦を指揮しての感懐

平成七（一九九五）年三月二〇日、地下鉄サリン事件が起こった。この事件は、大都市において無差別に神経剤サリン（化学兵器）が使用されるという世界にも類例のない同時多発テロであった。

この事件は、オウム真理教が引き起こしたものだ。教祖の麻原彰晃が首謀し、部下に命じて東京メトロの地下鉄車両内で神経ガスのサリンを散布させた。これにより、乗客および乗務員・駅員、さらには被害者の救助にあたった人々にも死者を含む多数の被害者が出た。

私は、事件当時、山手線内に唯一存在した陸上自衛隊の実動部隊である第三二普通科連隊の連隊長であった。隊員たちは三二連隊に所属することを誇りとし〝近衛連隊〟と自称していた。ちなみに、同連隊は、平成一一年一二月、防衛庁（当時）の市ヶ谷移転にともない、市ヶ谷駐屯地から大宮駐屯地へ移駐した。これにより、テロなどに即応して首都（皇居、首相官邸、国会など国家の中枢機能がある）を守る実力部隊は完全に「ゼロ」となった。まさに、「平和ボケ」の為せる業であろう。

人智を超えた「見えない力」による警告を感じる

サリン事件当日は月曜日であったが、連隊は「統一代休」として隊員を休ませていた。「統一代休」は、連隊が、富士演習場が空いている休日を訓練に充てるために、隊員の代休が貯まっていたので、それを消化させるための措置だった。私自身は当日、翌二一日に予定されていた人事異動で転出する隊員たちのための送別ゴルフコンペ（利根川河川敷の東我孫子カントリークラブで実施）に参加していた。

第一組でスタートした私は、一〇時二〇分頃ハーフ（九ホール）を終え、早めの昼食のためクラブハウスに戻ってきた。無人のフロントの前を通り過ぎようとしたとき、偶然にもクラブの職員が書き残したメモが私の目に止まった。そのメモには、連隊当直幹部（自衛隊は有事即応できるように、連隊・中隊などに年間を通じ勤務時間外も当直を常設している）から連隊長の秘書役である舘島曹長に宛てられたもので、「大至急、連隊本部に連絡されたし」と記されてあった。

このメモを見た瞬間、人智を超えた「見えない力」による警告というべきか、「何か重大なことが起こったのでは？」と不思議な胸騒ぎを覚えた。私は、生来、超能力にも似た特殊な感覚を持っていることを自覚していた。私は子供の頃、夜驚症の発作で不思議な夢に怯え、夜中に飛び起きて、泣き叫んだことがあった。すると、ほどなく、隣の村で火事が出たり、漁船に乗った叔父が瀕死の重傷を負う事故が起こったりしたものだ。

不思議な胸騒ぎを覚えなければ「舘島曹長、君宛のメモがあるぞ。連隊本部と連絡を取っておいてくれ」と済ますものを、自らただちに連隊当直幹部に公衆電話をかけた。

電話に出た当直幹部の近藤二尉は余り緊迫した様子も見せず、「都内で毒物が撒かれたというニュースが流れています。陸上幕僚監部が化学学校に対し『市ヶ谷駐屯地に除染のための資材を集めよ』という命令を出したそうです。市ヶ谷駐屯地に化学科部隊が集結するという情報もありますが、わが連隊には出動準備命令等は出ておりません。連隊長はそのままゴルフを続けても大丈夫です」との答えが返ってきた。私は近藤二尉の報告を聞いて、ただちに「これは異常事態だ。三二連隊にも必ず何らかの任務を付与されるにちがいない。自分は一刻を争って速やかに帰隊しなければならない」と判断・決心した。

私は四人のペアのうち、三科長（作戦・運用担当）の岡田三佐と四科長（装備・資材担当）の内田一尉の車に乗り込み連隊に急行することとし、舘島曹長は残りの隊員たちにことの次第を伝え、「至急連隊に戻れ」という私の命令を伝達させた。

市ヶ谷駐屯地目がけて急行

私たち三人は着の身着のままで車に飛び乗り、市ヶ谷の連隊を目指した。ゴルフ場に向かう早朝には車もさほど混んでいなかったが、昼近い時間になると流石に渋滞で混雑していた。まだ、携帯電話も普及しておらず、車の中から連隊との連絡は取れなかった。私には何となく緊迫した状況が予見され、ただ焦るばかりだった。内田一尉は、私の心情を察し「連隊長、自分はこの辺りの出身なので裏道を知り尽くしています。任せてください」と間道に入り、交通違反スレスレに飛ばしまくった。

「お前、よくこんな道を知っているな。スピード運転もなかなかだし、昔は暴走族だったんじゃないか」とからかったほどだ。内田一尉の経路選定とスピード運転がなければ、私は都知事からの災害派遣要請に間に合わず、対応も相当遅れていたことだろう。

私は車の中で、自分の人生を振り返り、二度も水の事故から命拾いをしたことなどを思い出し、「俺は不思議な強運に恵まれている、今度も難局を切り抜けられる」と、自分自身にいい聞かせ、励ました。

内田一尉の巧みな運転により、私は午後一時一九分、連隊の臨時作戦室に飛び込んだ。第一師団長からの災害派遣命令が届いたのは一二時五九分であり、私は命令受領から約二〇分遅れただけでかろうじて間に合ったのだ。

そのときの私の服装は、まさにゴルフウエアーに泥だらけのゴルフシューズであった。ゴルフウエアーのまま臨時作戦室に入ったのは、戦闘服に身を固めた部下に違和感を持たれることを懸念するよりも、一刻も早く地下鉄における毒物の被害の実情、陸上幕僚監部など上級部隊の対処方針、連隊の隊員の非常呼集状況、化学科部隊などの状況などを把握し、当面連隊として取るべき処置を判断し、これを指示することのほうが先決であるとの思いからだった。

臨時作戦室

臨時作戦室は文字通り「蜂の巣を突いたような」有様であった。こんな切迫した状況になると、人は眉間にしわを寄せ、険悪な雰囲気になりがちであるが、私は努めて明るく振舞い、肩の力を抜いてその場の緊張した空気を和らげることに努めた。

臨時作戦室にいた三〇人ほどの幕僚（スタッフ）などの耳目が、私の一挙手一投足を注意深くモニターしているのを肌で感じた。決して寡黙にならず、スタッフに語りかけ、眉間にしわを寄せず、にこやかに振舞うことに努めた。司令部の雰囲気は極めて重要であり、その雰囲気により、幸運の女神も引き寄せるし、不幸の貧乏神も呼び寄せるということを、私はそれまでの戦史研究や自衛隊における訓練・演習などで学んでいた。

すでに述べたように、内田一尉が連隊に戻る近道に精通していたことなど、地下鉄サリン事件対処において数々の幸運に恵まれたが、情報担当幕僚（スタッフ）である第二科長の富樫一尉がゴルフをやらなかった（できなかった）のも幸運の一つだ。

そのために、彼は自ら「残留勤務」を買って出て、事件発生当日は八時には出勤していた。「残留勤務」とは、平日に連隊が統一代休を取る場合は、災害派遣などの非常事態に備えて、第一科長（人事担当）、第二科長（情報担当）、第三科長（作戦・運用担当）、第四科長（武器、弾薬、燃料、食料などの兵站担当）の四人の幕僚（スタッフ）の中の一人を出勤させ、平常勤務をさせる制度だった。

軍事作戦や災害派遣などで自衛隊が部隊を運用するためには、情報が極めて重要である。富樫一尉が事件発生の立ち上がりから情報をモニターできていたことは本当に幸運であった。富樫一尉は出勤後、テレビなどで毒ガス散布のニュースを知るや、テレビから得た情報を主体に、被害発生状況を「状況図」に克明に記録していた。富樫一尉が作った「状況図」は、東京都の地図（縮尺：一万分の一）に透明なビニールを被せたもので、その上に被害発生箇所には赤玉の付いたピンを刺し、その被害の概要などを黒のグリース鉛筆で簡潔に記入していた。

私は、富樫一尉が作った「状況図」を見て短時間に被害状況を把握することができた。私は状況を把握し終えたことで、何となく落ち着きを取り戻し、連隊長室に戻り、ゴルフウエアーから戦闘服に着替えた。

第一師団長からの災害派遣命令

私がゴルフ場から駆けつける直前に第一師団長から届いた「災害派遣命令（電報）」には、「第三二普通科連隊長は都内の毒物を探知し、これを除去せよ」という至極簡単な命令文が書かれてあった。

師団長の命令には、化学学校所属の第一〇一化学防護隊（埼玉県・大宮駐屯地）、第一師団の化学防護小隊（東京都・練馬駐屯地）、第一二師団の化学防護小隊（群馬県・相馬原駐屯地）の三個の化学科部隊が私の指揮下に加えられることも伝えていた。化学学校の第一〇一化学防護隊と第一二師団の化学防護小隊は市ヶ谷駐屯地に向けて移動中であったが、第一師団の化学防護小隊だけは市ヶ谷駐屯地には向かわず、直接霞ヶ関駅の被害現場に向かったとのことだった。この命令文を読んで三つの疑問が、胸の中に沸いた。

第一は、毒ガスが散布されて人が死亡しているというのに何故「治安出動命令」ではなく、「災害派遣命令」なのかという疑問。「今回の事態は、台風、地震、洪水等の災害ではなく地下鉄構内に意図的に散布された毒ガスによる無差別テロではないのか。これが災害派遣とはおかしい」――との疑問だった。

第二は、「都内の毒物」というが、それは地下鉄構内に散布された毒物なのか、都内で生産・貯蔵・隠匿されているものまでも捜索せよというのか——という疑問だった。私の常識的な判断で、対象は「地下鉄に散布された毒物」と断定した。

第三は、「これを除去せよ」とあるが、「どうやって除去するのか」という疑問。これについても、すぐには回答が見つからなかった。

命令は、簡潔明瞭で一点の疑義もないものでなければならない。その点、地下鉄サリン事件の災害派遣命令は「簡潔不明瞭」で「疑問だらけ」の命令文だった。この命令文を出した陸上幕僚長以下の幕僚（スタッフ）たちの動転振りがうかがえる「名文」だった。

正直にいって、私も何からどう手をつけてよいのか戸惑った。何しろ、無差別テロと思われる事態の中で、隊員が命を賭して有毒化学物質を除去（除染）する作戦など、自衛隊は一度も経験したことがなかった。作戦の手引となる「マニュアル（教範）」も当然なかった。しかも、化学科部隊（化学防護隊）という化学兵器（毒物）の専門部隊が、毒物処理のため市中に出動すること自体が初めてのことなのだ。何もかも初めてのことばかりで、地下鉄サリンの除染任務を命ぜられた当時の私の「心」を率直に吐露すれば、まさしく「晴天の霹靂《へきれき》」であり、任務達成の見通しについては「五里霧中」という言葉がぴったりだった。

毒物の除染（毒物を化学剤で中和・分解して無毒化すること）に当たっては、化学科職種の専門的な知識と能力が不可欠であったが、幸いにも、大宮市（現・さいたま市）にある化学学校から私の登庁に先んじて押川二佐や井口二佐など化学兵器に関する専門の幹部スタッフ数名が到着し、臨時作戦室で待機していた。

私はこれら化学の専門スタッフや連隊の幕僚たちに、まず何をすべきか、何から手をつけたらよいのか、意見を聞いてみた。そして、「当面の任務」としては、「現在ニュースなどで報道され、明らかになっている地下鉄各駅に散布された化学剤（毒物）の除染を行なうこと」と、私の自主的判断で決心した。

お昼前頃になると、陸上幕僚監部からの情報やテレビニュースなどから毒物の正体はサリンであることが明らかになった。化学学校の専門スタッフによれば、サリンを除染するには苛性ソーダで中和すればよいとのことだった。そこで私は、三科長と四科長に大量の苛性ソーダを連隊の営庭に集積するように命じた。後でわかったことだが、苛性ソーダは第一師団のみならず、物資補給の基地である関東補給所にもストックはなく、民間業者から緊急調達する手続きが取られたという。

市ヶ谷に向け移動中の二個の化学科部隊は、道路の混雑状況から考えて、到着が相当に遅れると見られていた。除染部隊を現場に出動させるに際し、私には二つのやり方（選択肢）があった。

第一は、埼玉県・大宮駐屯地と群馬県・相馬原から移動中の二個の化学科部隊が市ヶ谷駐屯地に到着するのを待って、三二連隊（普通科部隊）と化学部隊の混合除染チームを作り、充分な調整・準備をさせた後に現場に出動させるというやり方。

第二は、取りあえず準備ができた三二連隊の四個の除染チームを現場に先行させ、二個の化学科部隊が市ヶ谷に到着後、いったん私がこれらの部隊を掌握し、四個の除染チームに編成し直し、先に現場に進出している三二連隊の除染チームに追随させるというやり方。

私は、この二つの方法のうちのいずれを選ぶかという状況判断に迫られた。

空気を読む

この出動時期・編成に関する状況判断については、テレビの現場中継がヒントを与えてくれた。現場から実況中継しているテレビ各局の報道記者は、「自衛隊はまだ到着しておりません」という言葉を何度も繰り返していた。

私は、テレビを見ながら、都民やメディアの空気を読み解いた。都民もメディアも自衛隊の現場進出をいまか、いまかと待っている様子が私の心のセンサーにひしひしと伝わってきた。サリンによる無差別テロに怯える都民が一刻も早い自衛隊の出動を期待するのは、至極当然のことだった。

これまでの災害派遣について思い返してみると、「拙速」について批判されることはほとんどなかったが、逆に「遅延・巧遅《こうち》」の場合は、批難されることが多かった。このことに鑑み、化学科部隊が未到着で派遣準備が不充分でも、「一刻も早く三二連隊の除染チームだけでも先に現場に進出させること」が上策と判断した。

その際の問題は、三二連隊主体の除染チームのみでは、サリンについての専門的知識が不充分で、除染作業に不安があるうえ、隊員の命が危険に曝されることだ。そこで、化学学校から派遣されて来ていた専門スタッフを三二連隊主体の除染チームに一名ずつアドバイザーとして同行させることにした。

これにより、現場で駅職員、消防官、警察官などから、サリンの散布場所などの情報を聞くことができるほか、化学学校のスタッフと三二連隊の隊員で構成した偵察チームにより、連隊の除染隊自らも地下鉄構内現場の毒物の検知や汚染場所の特定など除染に必要な情報入手が可能になる。また、事故現場の駅であらかじめ苛性ソーダの五パーセント溶液を作り、携帯除染器に充填しておけば、除染準備はほぼ完璧だ。そうすれば、除染のお膳立てが出来上がり、化学科部隊が到着すれば、最も効率的に除染作業ができることになる。

除染チームを編成

当時、連隊の編成定員は一一三五名となっていたが、実際に充足されている隊員は七〇〇名ほどだった。さらに、この中から自衛隊の各種学校に入校中の隊員、他部隊への臨時勤務者等を除くと、実際に行動できる隊員は五〇〇名程度しかいなかった。このうち、災害派遣出動までに事件のニュースを聞いたり、電話などで非常呼集命令を受けて集まって来た隊員は、ほぼ半分の二二六名に過ぎなかった。このうち、現場に出動できる隊員は一二〇名程度であり、これで四個の除染チーム（一個チーム約三〇名）を編成した。

私が考えた四個の除染チームの編成案を追認するかのように、第一師団長より「三二連隊は、日比谷駅、霞ケ関駅、築地駅、小伝馬町駅の計四ヶ所に除染隊を派遣せよ」という具体的な命令を受けた。連隊は、出動可能な連隊の隊員約一二〇名と三個の化学科部隊の総勢約七〇名とをもって四個の除染隊を編成した。除染隊の指揮官には中隊長を充てたかったが、中隊長は二人しか出動に間に合わなかったので、他は二人の小隊長を充てた。三二連隊とペアを組む化学科部隊は、中隊サイズの第一〇一化学防護隊を二個に分割し、小隊サイズの第一師団化学防護小隊および第一二師団化学防護小隊と合わせ四個単位を作り、四個の三二連隊の除染隊と組み合わせた。これらの化学部隊は、第一師団化学防護小隊を除き、三二連隊の除染隊よりも遅れて現場に到着し、現地でドッキングすることになった。

出陣式

三二連隊だけで編成した四個の除染チームをそれぞれの現場に出動させるにあたり、午後二時四〇分頃から「出陣式」を行なった。私は、隊員の士気を鼓舞するとともに、自分自身にもいい聞かせるように、腹の底から声を絞り出して訓示した。メモなど用意せず、ただ心の中に湧き上がる思いを口からほとばしり出るに任せ、隊員たちに訴えた。

「『一〇〇年兵を養うは一日に備えるためである』という諺があるが、いよいよ三二連隊が、国民のお役に立つときが来た。ご承知の通り、都内の地下鉄駅構内において、毒ガス・サリンによると見られる無差別テロ事件が発生した。われわれの任務は、それを除染することである。(中略)相手は猛毒サリンである。同行する化学学校幹部のアドバイスを良く聞いて、むやみに、軽々しく地下鉄の中には入らないように。諸君たちの健闘を祈る」

訓示を終えた後、化学学校のアドバイザーたちを出動部隊とは離れたところに呼んで、訓示とは違う静かな語り口でお願いをした。

「これは演習ではない、命懸けの実戦だ。除染現場では、専門家としてきめ細かに連隊の隊員を指導してほしい。隊員が命を落とすようなことだけは絶対ないようにしてくれ」

いよいよ除染チームの出陣だ。ついに私は弓に矢をつがえて放ったのである。彼らはテキパキと行動し、駐屯地内に入ってきた警視庁のパトカーに先導されて、次々に出動して行った。残留する隊員のうち、可能な者で出陣する除染隊を見送った。

除染チームの活動

除染チームの活動については、連隊広報担当の江口二曹と渡辺三曹が築地駅に派遣された除染チームに同行し、歴史的記録ともいうべき除染現場の写真・ビデオの撮影を実施した。これらの写真やビデオは、陸上幕僚監部広報室からメディアに配布され、テレビで繰り返し報道されたほか、翌日の各紙朝刊の一面を飾った。

除染チームの隊員たちは、死の恐怖を克服して、前代未聞の地下鉄の除染任務を一糸乱れず見事に完遂した。また、幸いにもこの「除染作戦」では一人の隊員をも損なうことはなかった。隊員たちの努力で、電車は翌日の始発から営業を開始することができた。

隊員たちの活躍の様子は、拙著『「地下鉄サリン事件」自衛隊戦記』（光人社ＮＦ文庫）に詳しく書いた。

任務終了後の感懐

この「除染作戦」成功の原動力は、三二一連隊の隊員と配属された化学科部隊隊員の必死の努力であった。この未曽有のいわば「オウムによる無差別テロ奇襲攻撃」のような事態に対処し、無事任務を達成した後に私が心から深く思ったことは、「我々が任務を達成できたのは、人間の力を超えた何かが働いたからではないか」ということだ。

日本海海戦でロシアのバルチック艦隊を打ち破った連合艦隊の東郷平八郎司令長官が、伊東祐亨軍令部長に宛てた戦闘詳報の冒頭には、「天佑ト神助ニ由リ、我カ連合艦隊ハ五月二十八日、敵ノ第二、第三連合艦隊ト日本海ニ戦ヒテ、遂ニ殆ト之ヲ撃滅スルコトヲ得タリ」と書いてある。バルチック艦隊の撃滅を「天佑ト神助ニ由リ」と考えているのが興味深い。起案したのは、秋山真之中佐だろうが、当然東郷司令長官自身の心情が吐露されたものであることは間違いない。

わが国にとっての日本海海戦の意義や規模において、地下鉄サリン事件における除染作戦とは比較すべくもないかもしれないが、私も無事任務を果たし得た感懐は東郷司令長官と同様「天佑ト神助ニ由リ」という思いが強い。自分の力で任務を達成できたなどという思いはまったく感じられず、「神の力により成功裡に任務達成できた。自分の判断や指揮などさえも見えざる力により導いていただいた。また、隊員たちの命も人間の力を超えた何者かが守ってくれた」――という思いがいまも強まりつつある。ただ、何故そのような力が働いたのか、私にはわからない。

（三）　山田洋行事件

新設された情報本部画像部長に着任

私は、平成九年一月に新設された情報本部の画像部長に着任した。発足時の情報本部は、本部長がQ陸将、副本部長は守屋武昌氏で、総務部、計画部、分析部、画像部、および電波部の五部と電波部隷下の六ケ所村の通信所（中国やロシアなどの各種電波を収集・分析）から構成されていた。

私は、新編部隊に配置されたのは初めての体験だった。画像部は、陸・海・空自衛官と事務官からの寄せ集めの集団でスタートしたが、皆がそれぞれの使命を自覚し、積極的によい歴史を作ろうという意気に燃えていた。

画像部は三課より編成されていた。守秘義務のために、すべてを詳らかにすることはできないが、商業用の衛星写真の分析が含まれていた。アメリカ航空宇宙局（NASA）などが打ち上げているランドサットという地球観測衛星やフランス、ベルギー、スウェーデンが共同開発したリモートセンシング衛星・スポットの写真を購入し、これを分析して画像情報を得ていた。

これら衛星写真の解像度は一〇〜一五メートルで、当時一〇センチ前後といわれていた米軍の軍事偵察衛星・キーホールの分解能には比較すべくもなかった。しかし、創意と工夫で結構役立つ情報が分析できるものだ。当時、新聞ニュースなどで「北朝鮮は旱魃により、米作などの食料生産に大きなダメージがある」と報じられていた。画像部では、ランドサットやスポットの衛星写真で溜池の面積の変化を解析し、湖水面積の減少率から貯水量の変化を推計し、ニュースで報じられている旱魃の深刻さを確認することができた。

画像情報の質を高めるためには、日本自前の偵察衛星を打ち上げ、解像度の高い衛星画像を入手するとともに、分析要員の能力を高めることが不可欠だ。これらは、一朝一夕にはできない。いずれにせよ、私達画像部のメンバーは、来るべき将来に備え、高い目標を目指して、着実な歩みを開始したのだった。

情報本部発足時の混乱

情報本部の立ち上がりは混乱のうちに始まった。まず、コピー用紙などの文房具や移動用の車などロジスティック面が不充分だった。陸幕調査第二課長時代は黒塗りのセダンが割り当てられていたが、画像部長にはそんなものはなかった。発足時、情報本部は赤坂の檜町駐屯地にあり、画像部は市ヶ谷駐屯地の情報本部が入っている建物の地下部分にあった。本部での会議などに参加するためには、定時発の自衛隊の乗り合いバスを利用しなければならなかった。

また、部下の人事（昇任や昇給）の面倒を見るのも一苦労だった。部下の人事を陸上自衛官の私が陸幕人事部にお願いするのは容易《たやす》いが、海・空自衛官や事務官の人事をお願いする場合、伝手《つて》がなかった。こんなときに頼りになるのが、守屋武昌副本部長（背広組）だった。

私は、陸幕調査第二課長から画像部長に転出する際、野中光男調査部長から「福山君は陸自から情報本部に行くのだから、情報本部長のQ陸将を全面的にサポートするように」との指示を受けた。ところが、発足時点で、Q陸将の信頼を損ねてしまった。発足早々に、情報本部長の初度視察を受け、画像部についてのブリーフィングを行なうことになった。私は、画像部第一課長の藤原裕一海佐から手伝ってもらってパワポを作り、充分にリハーサルをしてブリーフィングに臨んだ。しかし、不運にも、パソコンが故障してパワポが使えなくなってしまった。私は、簡単なペーパーを用いてこの場を凌いだ。このブリーフィングの失敗を機に、その日からQ陸将の私に対する信頼は失せてしまった。相手が自分を信頼しているかどうかは、本能的にわかるものだ。そんなわけで、Q陸将に画像部が抱える問題などについて、腹蔵なく相談できなかった。また、信頼を失った後には、どんな画像情報の分析成果を提供しても、興味を示してくれなかった。

Q陸将とは対照的に、私を全面的に信頼し、支持・支援してくれたのは守屋副本部長だった。私が、守屋氏を訪ねると、どんなに忙しくてもじっくり話を聞いてくれた。また、必要な出張経費や部下の人事などの面倒なことでも、お願いすると必ずそれを叶えてくれた。「格別の相性のよさ」という理由以外に、守屋氏と私の関係を説明する言葉は見つからないと思った。こうして、私は守屋氏との信頼関係を深めていった。

守屋氏は画像部が分析して得た情報を橋本総理大臣（当時）に売り込んだ。防衛庁の情報を総理大臣に伝達するルートを開拓したことは、画期的な出来事で、それまで情報分野で警察や外務省の〝風下〟に置かれていた防衛庁を守屋氏の力で一気に一流官庁並に押し上げた。各新聞紙の総理の動静の欄に、Q陸将と守屋氏の名前が頻繁に登場するようになった。

守屋氏は後に、事務次官に上り詰め、防衛庁の省昇格などで画期的な功績を挙げた。このように、戦後「三流官庁」に甘んじてきた防衛庁を〝陽の当たる場所〟に引き上げたことが、その後、守屋氏に対する様々な嫉妬が生まれる一因になったのではないだろうか。その嫉妬が、守屋氏を山田洋行事件で貶める遠因になったような気がする。

私は情報本部を離れた後も、守屋氏と深いかかわりを持つようになった。

接待ゴルフ

私の波乱万丈の人生録の中でも守屋氏が絡んだ山田洋行事件は特筆に値するもので、いまも私の心に重く圧し掛かる記憶である。山田洋行事件は、守屋氏が防衛庁航空機課長だった平成二年頃から事務次官として在職中の平成一七年にかけ、山田洋行の宮崎元伸専務から自衛隊員倫理規定に反して接待――二〇〇回を超えるゴルフ接待が主体――を受けたとされるものである。

これに関しては、平成一九年一〇月二九日に衆議院で、一一月一五日には参議院で守屋氏の証人喚問が実施された。守屋氏は参議院における証人喚問で、自民党の山本一太議員（当時）から「宮崎元専務との地方でのゴルフ接待に同行した防衛省職員の名前」を問われ、私の名前を口にした。

守屋氏の答弁どおり、私が情報本部を離れた後、第一一師団副師団長（札幌駐屯地）、富士教導団長（富士駐屯地）、九州補給処長（目達原駐屯地）、西部方面総監部幕僚長（健軍駐屯地）として転勤する先々に、守屋夫妻と宮崎氏がやって来て、合計四〇回ほど接待ゴルフに付き合った。守屋氏がゴルフ旅行に来るたびに、内心大いに悩んだが、情報本部で格別お世話になった元上司で防衛庁の〝大幹部〟の来訪を断る勇気はなかった。

退官後、ハーバード大学アジアセンター上級客員研究員の務め（平成一七年〜一九年）を終えて帰国すると間もなく、六本木一丁目にある泉ガーデンタワーの山田洋行本社のオフィスで、広島のある友人から電話を受けた。友人は、「福山さん、検察の人たちが守屋前次官のゴルフ接待を調べているらしいよ。ＪＦＥ瀬戸内海ゴルフ倶楽部に勤めている友人からだけど、守屋さんがゴルフに来たことについて根掘り葉掘り調べたそうだよ」と教えてくれた。実は、私はその友人に頼んで、同ゴルフ場を予約してもらった経緯がある。私は、驚くと同時に「矢張り」と観念したものだ。

間もなく、検察が山田洋行本社に来てガサ入れをし、私の部屋でも机の中を暴いて、日記や写真など洗いざらい段ボール箱に詰め込んで持っていってしまった。その後、検察庁から呼び出しがあり、十数回にわたって尋問を受けた。検察官から、夜中近くまで、繰り返し約四〇回にわたるゴルフ接待の詳細を質《ただ》された。私は、検察官という初めて遭遇した「人種」を興味深く観察するとともに、「反省・人生修養」のつもりで、真剣に向き合った。

私が、山田洋行事件にかかわったことが明らかになると、手のひらを返すように、遠ざかる人たちがいた。割り切れないものを感じたが、「これが人情なのだ」と諦観した。

私はこの事件を通じ、「人の心は変わるものだ。どんなことが起ころうとも、変わらず自分が向き合えるのは神だけだ」と思うようになった。

防衛庁から切り捨てられた山田洋行は、いよいよ立ち行かなくなった。社員は櫛の歯が欠けるように辞めていった。残る社員の間には、不安と孤立感が募った。そんな中、ある日、若手社員達が三〇名ほど私のところに来て、「いまの執行部では会社は再生できない。福山顧問が社長になって、再生していただきたい。この会社は、われわれ同志がお金を調達して買い取りたい」と訴えた。私も血の気の多い人間なので、「よしわかった、俺に任せろ」といいたいところだったが、いったん保留して、妻に相談することにした。妻は「絶対反対」で、結局この話は流れた。

事件発覚からしばらくすると、山田洋行社は、泉ガーデンタワーから東京湾方向にまるで坂を転がり落ちるように、芝大門にある留園ビルに移転した。社員は、会社をたたむための「撤退作戦」に追われる毎日だった。

私も、いよいよ辞める覚悟を固めた。そんなとき、エレベーターの据付・保守などを行なうダイコー株式会社の兒玉功会長から電話があった。兒玉会長とは、現役時代から知遇を得ていた。「福山さん、うちに来ない。中小企業だけど、山田洋行よりは優遇するよ」と、思いもかけないお誘いをいただいた。「エレベーターについては、まったくわかりません」と答えると、「それは当たり前です。私が、ちゃんと福山さんの力を活用するから心配ないですよ」と励ましてくれた。それ以来、七〇歳になるまでお世話になった。

残念なことに、兒玉会長は平成二五年に八六歳で逝去された。苦境にあるときに手を差し伸べてくれた兒玉会長のご恩は決して忘れることはない。私は、山田洋行事件を通じ、神様が、私のようなダメ人間でさえもお見捨てにならず、素晴らしい方向に導いてくださることを確信するようになった。

第六章

宗教と私の原体験

（一）熱心な日蓮宗信者の家庭に育つ

生まれ故郷の長崎県宇久島では、生活と宗教が一体だった。私の家は古くからの日蓮宗で、夕方になると家族が仏壇の前に座りお経を唱えるのが日課だった。私は物心つく頃から「無《む》上《じょう》甚深《じんじん》微《み》妙法《みょうほう》」で始まる経文を毎日、祖父母や父母に倣って唱えているうちに、小学校に上がる前に経文を諳《そら》んじてしまった。

私は幼児から小学校低学年の頃までは、月に一度か二度は祖父母のお供でお寺参りをした。わが家の菩提寺は、二キロほど離れた神浦《こうのうら》という集落にある日蓮宗の妙覚寺だった。その頃は電気もなく、妙覚寺の講堂は蝋燭《ろうそく》の薄明かりだけという幻想・神秘的でおどろおどろしい空間だった。そんな空間で大人たちとともに経を唱え、住職の日覚上人（小口亮海和尚）から仏に関する説話を聞き、地獄絵図をふんだんに使った紙芝居（創作話）を見せられた。

これも同時期の体験だが、毎年、大寒の頃（一月末から二月初め）になると、祖父母に連れられて寒行を行った。寒行では、団扇太鼓を叩きながら、島内の村々の家を巡り「南無妙法蓮華経」とお題目を唱える。家によっては、熱いお茶と島では貴重な米の握り飯に大根の漬物を振舞ってくれた。この歳になっても、信者たちが唱えるお題目の声が耳の中に蘇る。

宇久島では人が死ぬと近隣の村人が総出で手作りの葬式を行なった。子供たちも大人たちと一緒に葬儀に参加し、その一部始終を見ていた。

私の記憶に残る葬儀の様子はこうだ。まずは出棺から始まる。縁側から棺桶が運び出されるとき、その家族、特に女性たちはいっせいに大声をあげて死者の名を呼んで泣き叫び、棺に取り縋って死者との別れを惜しむ。また出棺の際は、死者が二度と戻らぬように茶碗を割った。

出棺すると、人々は隊列を組んでお墓に向かう。先頭は和尚様で念仏を唱えながら先導する。葬列は死者の近親者が位牌持ち、飯持ち、水桶持ち、香炉持ち、紙華持ち、天蓋持ちなどを務めた。棺桶は村の男たちが棒で担って搬送した。竹の根を掘り起こして、これを龍の髭《ひげ》に見立てた竜神のようなオブジェや、竹の先に紙を細工した鳳凰の飾り物などがあったのを覚えている。死者は龍や鳳凰に伴われてあの世への道を歩み始める――という意味なのだろう。

墓地に付くと葬儀が始まる。棺桶は墓地の中の広場にある円座の礎石の上に載せられ、葬列者がそれを取り囲んだ。和尚様が経文を唱え、線香をあげる。一連の儀式の最後には妙鉢と呼ばれるシンバルのような仏具を打ち鳴らし、葬儀の雰囲気が最高潮に達すると、和尚様が死者に引導を渡し、悟りを開かせて仏浄土に送り出す。

葬儀が終わると、参列者はいっせいに墓地から退去し、一部の人たちで棺桶を土中に埋葬した。少年の私は、何度も葬儀に参列し、死者と生者《しょうじゃ》の別れの場面を、五感を通じて心に刻み付けた。

こうして、子供の私の心や感情は宗教（仏教）の中にどっぷりと漬かり、染め上げられていった。「三つ子の魂百まで」というが、子供の頃に宗教（仏教）になじんだ私の心は、その後の人生に何らかの影響を受けたことは間違いない。

後から述べるが、私は四〇歳直前にキリスト教の洗礼を受け改宗をした。この際、宗教は違うものの私の心に沁み込んだ信仰心、スピリチュアルな世界に対する理解は改宗をスムーズにしたものと思う。

（二）死への恐怖から宗教への関心高まる

昭和四〇年に防衛大学校に入校した私は、夜の自習時間（八時から一〇時まで）が終わると屋上に集められ、三年生から隊歌演習を仕込まれた。戦後の〝平和教育〟の中で軍歌はタブーだったが、人々の間では歌い継がれており、防大で歌った軍歌はなじみのものが多かった。

ただ、防大入校後に歌った軍歌は、私には入校以前とは異なる「意味」を持っていた。軍歌の歌詞には、硝煙弾雨の激戦、極寒の中での露営、長雨・泥濘の中の辛い行軍、敵陣攻撃成功後の歓喜、戦友の死と向き合う悲しみなどが歌われていた。感受性の強い私にとって、歌詞の情景は「他人事」ではなく、明日はわが身に起こる出来事だと思うようになった。将来、自衛隊幹部として部下を率いて任務を遂行する中では、いつ起こるかもしれないシナリオであることを痛感するようになった。

自衛隊員にとって最大の難問は「死を克服すること」である。その手立てとして、私の場合、宗教（主に仏教）に関する本を多読した。

自衛隊員たる私個人が死を深刻に考えるように、国防の任務に当たる自衛隊員は多かれ少なかれ死を意識せざるを得ない。戦闘力は様々な要素から構成されているが、「人」という要素が最も重要である。死をも恐れない人や軍隊は強い。装備は国防予算を増やせば済むが、兵士の「心」は国防予算では解決できない。

各国軍も兵士の心の拠り所を作るのに腐心している。アメリカの場合は、従軍聖職者（military chaplain）を置いている。従軍聖職者は宗教に応じて、プロテスタントの場合は従軍牧師、正教会やカトリックの場合は従軍神父・司祭と呼び分けられる場合もある。仏教の場合は、浄土真宗本願寺派（西本願寺）の米国仏教団（ＢＣＡ）がアメリカ軍で唯一の仏教従軍組織に認定されている。

（三）　自衛隊富士学校における参禅

私は防大入校以来、死生観について深い関心を持つようになった。自衛官は、戦争・戦闘はもとより訓練や災害派遣などで命を落とすかもしれない。自分だけではなく、部下にも危険な任務を命じる立場である。現に、防衛大学校の卒業生の中には、パラシュートの事故や戦闘機の墜落などで多数の方々が殉職しておられる。私は、死生観を確立することを目指した。

私は、富士学校の幹部初級課程入校時に座禅を学んだ。当時、陸軍士官学校出身の青井秀一佐が教官としておられ、平日の夜間に校内の体育館で、また、休日には校外のお寺で座禅の指導をしていただいた。青井一佐は、「私は、陸軍少尉のときに連隊旗手を命じられた際、不安でたまらなかった。連隊旗手を務めているときに不始末を仕出かしたらどうしよう、と思えば思うほど不安が募った。そこで、藁にも縋《すが》る思いで始めたのが座禅だった」と言われた。その言葉は、私の内面的な不安にピタリと通じるものがあった。

次項で述べるが、私は後に〝心〟の悩みに起因する〝心臓神経症〟や〝燃え尽き症候群〟に罹った。心理学者でも医師でもない私が、この〝心〟の問題をいかに解決すればよいのか途方に暮れたが、わが人生を生き抜くためには、解決しなければならない問題だった。こうして、私の人生における〝内なる戦い〟が人知れず始まったのだ。自衛官として、死と向き合う任務を天職とする以上、恐怖や混乱の中でも「自分の心を律する」ことは、重要なことだ。それゆえ、私が不本意ながら〝内なる戦い〟をせざるを得ない羽目に追い込まれたのは、〝天の計らい〟だったのかもしれない。

（四）キリスト教に改宗した経緯

燃え尽き症候群を体験

私は、昭和六一年の復活祭（三月三〇日）にカトリックの洗礼を受けた。以下それに至る経緯である。

私は、これまで川やダムの中に転落する事故で二度も命拾いをした。しかも、不思議な力が働いて、二度とも「水」の中から奇跡的に生還することができた。三度目の救いも、「水」の中からだった。「水」とはいっても、三度目の救いは川やダムの「水」ではなく、カトリックの洗礼で使う「聖水」によって新たな命を授かったのだった。

それは、陸上幕僚監部防衛部防衛課防衛班勤務（昭和六〇年八月から六一年八月まで）のときのことだった。防衛班は、陸上幕僚監部の中でもエリートが集まる部署の一つだった。私を防衛班に引っ張ってくれたのは、当時の防衛課長だった君嶋信一佐（防大三期）や防衛班長の石田潔一佐（防大七期）だった。私は人一倍の自負心をもって、君嶋課長や石田班長の期待に応えてやろうと意気込んで着任したのは確かだ。

防衛班は、陸上幕僚監部の中でも中枢的な役割を担う組織で、陸上自衛隊の編成・装備・予算などを決める中期防衛力整備計画（五年間）を企画立案する部署だった。私は、当時焦点となっていた「昭和六一年度から昭和六五年度までを対象とする中期防衛力整備計画（通称『六一中期防』）」の中の「後方」——弾薬、燃料、施設等の兵站関係が主対象——の担当を命ぜられた。ちなみに、六一中期防の策定作業には「後方」担当のほかに、ヘリコプター、ミサイル、戦車や大砲などの武器・装備品の調達計画を策定する「正面」担当（同期の青木勉君）が置かれていた。私にとって、防衛力整備に関する業務は、それまでまったくなじみのない分野だった。気ばかりは焦るものの、なかなか業務に精通するレベルには至らず、不安とストレスが募る一方だった。

私は、「後方」担当の仕事に加え、予備自衛官制度を拡充する方策の検討も命じられた。それは、従来の予備自衛官（元自衛官が人材源）に加え自衛官未経験者（一般国民）から募集する「予備自衛官補」という制度を創設する作業だった。

子供の頃、宇久島の浜辺で何度も砂山を作っては寄せ来る波に崩される遊びに興じたものだが、これと同様に、「予備自衛官補」制度の構想も、幾度も作っては没にされた。出口の見えない作業に漠然とした不安が募るばかりだった。

防衛班での勤務は、小隊長や中隊長時代に隊員とともに演習場を駆け回っていたそれまでの生活とは一変し、デスクワークが主体で、関係部署との調整や会議などに忙殺される毎日だった。また、内局の背広組の部員に国会答弁用の資料を請求され、それについて根掘り葉掘り聞かれることも度々だった。相手の部員はその問題に精通していたが、私はほとんど素人同然で、いつも追い詰められて受け身に立たされるばかりだった。

仕事は夜中を過ぎることが普通だった。終電車には間に合わないので、自転車で神宮外苑から新宿御苑を抜けて中野坂上の官舎に帰宅することもあれば、そのまま執務室の床の上にゴロ寝することもあった。睡眠時間は三時間から四時間で、心身ともに疲れ果てていくような気がした。「自分は同期のトップクラスである」という自負心と、思うように仕事が進まないことによるフラストレーションの間で懊悩する毎日だった。

昭和六〇年八月の着任直後からこんな激務とフラストレーションが半年ほど続いたが、なんとか昭和六一年の正月を迎えることができた。しかし、いつもバイタリティに溢れ、能動・積極的だった私が突然変調をきたしたのだった。正月休み明け直後のある朝目覚めると、私はすべてのことに対してまったく意欲がなくなってしまった。まるで、心身ともに燃え尽きたような感じで、何かをやろうとする気力が一切失せてしまった。健啖家の私だったが食欲もなくなり、防衛班に出勤する気にもなれず、ただ横になって無為に過ごすだけだった。たった一つだけ気力が残っていた。それは辞職を申し出ることだった。「このままでは防衛班長の石田一佐や班の仲間に迷惑をかける、速やかに辞職しよう」と決意した。電話で副班長の久留島昭彦一佐に辞職を願い出た。久留島一佐は、「何も心配しないで、当分ゆっくり休め」とだけいわれた。

私は、防大を出た後、生きていることの不安に襲われる体験をしていた。突然、なんとも原因不明の不安に襲われ、心臓が激しく鼓動を始めるのだった。そしてそのまま死んでしまうのではないかとパニックに襲われ、じっとしていられずに暗い町の中をあてどもなく歩き回ることがあった。しばらくすると、自然に落ち着いてくるのだった。

私は不安になり、医者にかかった。心電図などでは異常が認められなかった。医師は、私の体に携帯ラジオほどの大きさの記録計を装着し、長時間の心電図――ホルター心電図――の検査を行なった。その結果、心臓には異常は認められなかった。医者が下した診断は〝心臓神経症〟というものだった。しかし、何故そのような症状が出るのか原因はわからなかった。

前項でも述べたが、私は、富士学校の幹部初級課程入校時に座禅を学んだ。「心を強くすることが〝心臓神経症〟の克服につながるのではないか」と考えたからだ。富士学校卒業後、第一六普通科連隊に帰隊した後も、一人で座禅に励んだ。しかし、座禅の進歩が足りないせいか、〝心臓神経症〟は完治しなかった。

いずれにせよ、〝心臓神経症〟は、心臓の病気ではなく、心に起因する病である。防衛班で〝燃え尽き症候群〟に罹ったのも、同じように〝心〟に起因するものであろう。私は、自分の〝心〟に目を向けざるを得なかった。心理学者でも医師でもない私が、この〝心〟の問題をいかに解決すればよいというのか。当時の私にとっては、「雲をつかむような話」だった。

（五）「心」の葛藤を救ってくれた師

このような経緯で、私は自分の〝心〟に目を向けるようになった。そして、以下述べるような「心」の癒しや強化についての〝師〟に出会うことになった。

小此木啓吾先生

〝内なる戦い〟における最初の〝援軍〟は、小此木先生（昭和五年～平成一五年）だった。私が防衛班勤務で〝燃え尽き症候群〟を患っていることを知った妹は、小此木先生を紹介してくれた。小此木先生は私の通勤途上にある慶應義塾大学病院の医師で、フロイト研究や阿闍世コンプレックス（出生以前に母親に抱く怨みのこと。母親は子供の出生に対して恐怖を持ち、子供はそれに対する怨みを持つとされる）研究、家族精神医学の分野では日本の第一人者であった。

私は一〇日間ほど小此木先生のカウンセリングを受け、薬を処方してもらった。カウンセリングは、先生の誘導で私が一方的に自分の思いを語るものだった。先生から何か〝心のありよう〟について、指導をもらいたいと思ったが、ついにそれはいただけなかった。先生から「励まし」をいただいたことをたった一つだけ覚えている。

「福山さん、精神的なストレスで私のところに相談に来る人はたくさんいます。社会の第一線で活躍している人たちの中にも福山さんと同じような状態から回復した人もたくさんいます。中央官庁の局長クラスや外務省の大使クラスの方もいますよ。福山さんだけが特別ではないんです」と、小此木先生は優しく穏やかな声で諭し、私の心の重荷を和らげてくださった。

不思議や不思議、一〇日ほどの通院で私は回復し、再び積極的に生きようとする心のエネルギーを取り戻した。しかし、〝心の中〟が本当に〝平穏・自若〟になったのかどうか、自信はなかった。得体の知れない不安が再び襲ってこないという確証はなかった。私にとって〝自分の心〟と向き合う取り組みはようやく始まったばかりだった。

森田正馬先生

二人目の〝師〟は、森田先生（明治七年～昭和一三年）だった。森田先生は、精神科神経科医で、神経質に対する精神療法である「森田療法」を創始した人だ。私が森田先生を知ったきっかけは新聞の広告だった。森田先生の弟子である高良《こうら》武久先生（明治三二年～平成八年）が著した『森田療法のすすめ――ノイローゼ克服法』（白揚社）の新聞広告を見て興味を覚え、購入して読んでみた。私が納得できる内容だったので、『新版 自覚と悟りへの道』（白揚社）など、森田先生ご自身の著書も読んだ。森田療法の理論は、素人の私なりの理解としては「あるがままを受け入れる」という言葉がキーワードだと思う。森田先生はその著書『神経衰弱と強迫観念の根治法』（白揚社）で「あるがままでよい、あるがままよりほかに仕方がない、あるがままでなければならない」と述べている。

私は、それまでの自分を振り返ってみて、自分が置かれた現実をあるがままに受け入れることができず、「斯《か》くあらねばならない。こんな成果や成績では自分自身認められない」という思いが強かった。自分自身の仕事・勉学などの結果（現実）をあるがままに受け入れることができず、「こうあらねばならない、こうあるべきだ」と思い、現実と理想・期待のギャップに心をとらわれて悩んでいた。森田先生の教えで、その後はあらゆる現実を素直に受け入れるように努めることにした。しかし、森田先生の「あるがままを受け入れる」ことができるようになるためには、ただその理屈を理解するだけでは不充分だった。

ヨハネス・ハインリッヒ・シュルツ先生

森田先生と相前後してドイツの精神科医のシュルツ先生（一八八四年〜一九七〇年）が創始した自律訓練法とも出会った。シュルツ先生によれば、人間の思いや観念を本当に自己のものにするためには、深層心理――潜在意識――の中に刻み込む必要があるというのだ。そして、自己の深層心理のドアを開けるための〝鍵〟として、シュルツ先生は自律訓練法を開発した。

自律訓練法は、一種の自己催眠法である。「気持ちがとても落ち着いている」「手足が重い」「手足が暖かい」「心臓が穏やかに規則正しく打っている」「自然に楽に呼吸している」「お腹が暖かい」「額が涼しい」と、順次心の中で繰り返し唱え、自己催眠状態を作る。そして、深い自己催眠状態になったところで、自分が「こうなりたい」と思うことを心の中でつぶやくのである。

私は、誰に習ったわけでもなく、本を読んで、自分で工夫して自律訓練法を体得した。そして、自らを自己催眠状態にしたうえで次のような暗示の誦句《しょうく》を心の中で呟くようにしている。

「一切あるがままに、見える、聞こえる、感じられる。何が現れてもあるがままに受け入れ何事にもとらわれない。身も心もゆったりとなって、湧き起こる思いやわだかまりも自然に溶け去り、消え去ってゆく」

この誦句は、日本の心身医学・心療内科の基礎を築いた池見酉次郎先生が作ったものといわれるが、この中に「あるがままに」という言葉が二度も出てくる。これは、素人の私が考えるに、森田先生の考え方を活用しているのではないかと思う。

森田先生とシュルツ先生の二つの〝教え〟を統一し、自ら工夫・実践し、心のバランスを確かなものにしようと努力を続けた。

私はその後もシュルツ先生の自律訓練法に工夫を凝らしながら実践を続けている。そのやり方については、後で紹介したい。

キリスト教の洗礼を受ける

私は、カトリック信者の妻と結婚するに際し、「妻に改宗を迫らず、生まれてくる子供たちに幼児洗礼を受けさせる」という内容の誓約書を書いて大村市の植松教会に提出していた。それゆえ、長男と長女が生まれ、誓約書通りに洗礼を受けさせた。

子供が成長するにつれ、私が教会に行かないことに対して疑問を口にするようになった。あるとき、長女が私に尋ねた。

「なぜ、お父さんだけ教会に行かないの」

「お父さんは、カトリックの信者じゃないんだ」

私は、素直に事実を答えるしかなかった。すると、次は娘から意外な難問を突き付けられた。

「お父さんは、私たち家族と一緒には天国に行かないの」

これには、私も答えられなかった。子供たちはその成長とともに、家族の中で父親の宗教が異なることについて、違和感を覚えるようになったのだろう。そのような経緯から、私は、前述の〝燃え尽き症候群〟を契機に、心の平安を得る道として、洗礼を受けようと思うようになった。

小此木先生のカウンセリングが終了した直後、妻の勧めで、引き続き高円寺教会のヴェルディ神父様（スペイン人）のカウンセリングを受けることにした。神父様からのカウンセリングで自らの〝心〟がさらに強化されれば、それを契機に洗礼を受けるつもりだった。その年の復活祭は三月三〇日だった。ちなみに復活祭とは、十字架にかけられて死んだイエス・キリストが三日目に復活したことを記念・記憶して祝うお祭りで、キリスト教において最も重要な行事だ。北半球では、ちょうど春の訪れを迎え、自然の甦りの時期と重なる。

ヴェルディ神父様からのカウンセリングの中で、いまも心に留めている言葉がある。神父様は、こういわれた。

「ある人が、夢の中で神様と並んで砂浜を歩いていました。二人分の足跡が砂の上に続いていました。神様は、足跡を指していわれた。『ほら、あなたの人生の足跡を振り返ってごらん、ずっと私があなたと一緒に歩いた足跡が続いているでしょう』。ある人が後ろを振り返ると、神様がいわれたとおり、二人分の足跡が並んで続いていました。

ある人がいいました。『でも神様、不思議なことに、過去の足跡の中には、神様の足跡が消え、私一人分の足跡しかない部分もありますよ。あれは、私が苦しみ悩んでいた時期の足跡です。神様の足跡が消えていますね』。すると神様が仰せになりました。『あれはあなたの足跡ではなく私の足跡なのです』。ある人は、不思議に思い尋ねました。『それでは、私はそのとき、どこにいたのでしょうか』。神様がお答えになりました。『そのとき、あなたは、私の背に背負われていたんだよ』。ある人は、驚き、神様に対し申し訳ない、と思った瞬間目が覚め、夢だとわかりました」

ヴェルディ神父様は、苦難のときにこそ神様が、私たち人間を支えてくださっていることを、このたとえ話を通じ教えてくれたのだ。

こうして私は立ち直り、一ヶ月ほどで防衛班に復職した。その年の復活祭に、私は神父様から額に「聖水」を注いでいただき、洗礼を受け、カトリック信者となった。私は、過去二度の事故で川やダムの〝水の中〟から命拾いをした。そうして、三度目も「水」、すなわち「聖水」を額に注いでもらって、神様の救いをいただいたのだった。このように、私は命の瀬戸際で、三度も〝水の中〟から蘇らせていただいた。

私は、これを機に自分の高慢な心を反省し、自分の弱く脆い側面を素直に受け入れるように心がけた。人間は「風にそよぐ葦」のように弱い存在であるが、神に対する信仰を持つことで「しなやかで強い心」を持つことができることを少しずつわかるようになった気がした。

私はこうして、フランシスコ・ザビエルが一五四九年に日本に伝えて以来、幾多の苦難を乗り越えて継承されてきたキリスト教の信者の一人となった。キリスト教にゆかりの深い長崎県の五島生まれの私は、神から召されて新しい使命を与えられたこと（召命）を感慨深く受け止めた。

百尺竿頭如何《いかん》が歩を進めん――わが身を神の御手に委ねて雄飛せん

防衛班勤務は、わずか一年間で終わった。私は、防衛班勤務を〝落第〟したのだった。防衛班から脱落した幹部はエリートコースから外れ、定年まで陽の当たらない閑なる部署に置いてもらうのが通例だった。不思議なことに、私の場合はそうではなかった。私はカトリックの洗礼を受けた直後の八月の人事異動で、陸幕広報室勤務を命じられた。このポストも防衛班同様重要な部署だった。きっと、君嶋防衛課長や久留島防衛班長（石田一佐の後任）のご配慮だったのだろう。

夏の強烈な陽射しの中、防衛課員が中庭に整列して中部方面総監部幕僚副長として栄転する君嶋課長の離任式が行なわれた。君嶋課長は挨拶で次のように述べられた。

「離任にあたり、君たちに残しておきたい言葉がある。禅の問答で『百尺竿頭如何が歩を進めん』という公案（禅の課題）がある。『百尺・三〇メートルの竿の先まで登りつめたお前は、次にどうするか？』――という問いかけだ。原案（模範解答）は『百尺竿頭に一歩を進む（さらに一歩を進める）』というものだ。私自身の回答は『我、宙に雄飛せん』である。さて、諸君はどうするか。今後、防衛課の勤務の中でよく考えてもらいたい」

君嶋課長は、陸幕の中枢を担うエリートたちに、「お前たちは同期の中でも〝百尺竿頭〟の先頭にいるし、仕事のうえでもベストを尽くしていると思う。しかし、人間としての成長や仕事の質・量について、現状に満足することなく、さらにその先に勇気を持って進むことを期待している」と、訓えたかったのではないだろうか。

防衛班を〝落第〟した私はこう考えた。「自分は、防衛班を〝落第〟した。自分は、まさに百尺竿頭から真っ逆さまに落ちたのだが、幸運にも神に救われた。すなわち、私はこの年の春の復活祭で洗礼を受けたことにより、新たな「心の拠り所」を得ることができた。

君嶋課長の「我、宙に雄飛せん」という言葉は、私にぴったりの言葉だと思った。私は、「今後はもはや〝墜落〟することを恐れる必要はない。神様が私を『照らし、守り、導いて』くださるのだから。わが身を神の御手に委ねて百尺竿頭から雄飛しようではないか！」と思うほどに「心」が積極化した。

ちなみに、「照らし、守り、導いて」という言葉は、以下のようなカトリックの「守護の天使への祈り」にあるフレーズである。

守護の天使よ、
主のいつくしみによって
あなたにゆだねられたこのわたしを
照らし、守り、導いてください。

アーメン。

新たな心の師との出会い

前述の通り、私は昭和六一年一月の年始休暇直後に〝燃え尽き症候群〟を発症した。自衛隊を辞職するところまで追い込まれたが、幸いにも同年六月頃には〝心〟の葛藤を乗り越えることができた。私は、それを機に自分の「心」に目を向けるようになった。

自分の〝心〟を強くする方法を模索していくうちに、精神科神経科医の森田正馬先生の「あるがまま」という考え方やドイツの精神科医シュルツ先生の「自律訓練法」などを学び、ついには洗礼を受けてカトリックとなった。

その後、私が新たな〝心〟の師となる天風と出会ったのは、〝燃え尽き症候群〟を克服してから一六年後のことで、自衛隊勤務も終盤（最終ポストの一つ前）に差し掛かった頃だった。

私は天風の著書『運命を拓く』（講談社）に出合い一読して、深く感銘・心酔した。まず、同著のまえがきに当たる「天風小伝」を読んで、天風の波乱万丈の人生に圧倒された。それと同時に、スケールの大きさでは天風には遠くおよばないものの、波乱万丈の人生という点では私の人生と似ていて、共感を覚えた。このとき以来、私は天風の弟子になった。私が、天風の訓えに違和感なく、感銘・心酔したのは天風の波乱万丈の人生に共感を覚えたことのほかに、次のような理由からだろう。

第一の理由は、天風の訓えは宗教色が薄いことだ。カトリックの私がほかの宗教をも信仰することは許されない。前述のように、天風は宗教とは一線を画す方向でその訓えを設計した。天風が宗教色を限りなく薄めた理由は、すでに述べたように、二つ考えられる。

一つ目は、天風の訓えと相前後して興隆した新宗教の大本《おおもと》が国家的な弾圧を加えられた経緯を教訓にしたからではないだろうか。

二つ目は、天風の訓えの母胎となったヨーガが、そもそも宗教的性格が強くないことだ。ちなみに、今日、日本で流行しているヨーガは、宗教的色彩は極めて薄く、美容や健康のための行法（瞑想法）として受け入れられている。そもそも、ヨーガは、古代インド発祥の伝統的な宗教的行法で、心身を鍛錬することによって制御し、精神を統一して古代インドの人生の究極の目標である「輪廻からの解脱」に至ろうとするものである。このように、ヨーガは「宗教」という背景を持ちながらも、「行法」が主体となるものであると思われる。

カトリック教徒の私が、天風の訓えをほとんど違和感なく受け入れた第二の理由は、第四章で述べたとおり、天風の訓えが「ヨーガとニューソートによって創られた」（私の仮説）からではないかと思う。

すでに述べたように、ニューソートは一九世紀のアメリカで始まったキリスト教における新潮流（宗派）の一つで、カトリックの立場からは一種の異端的宗教・霊性運動である。いずれにせよ、ニューソートは、まぎれもなくカトリック同様にキリスト教の一派であるゆえ、私にとってはなじみやすいわけだ。私の目から見れば、天風の訓えの宇宙霊は、旧約聖書に出てくるヤーウェ（ユダヤ民族の祖先であるアブラハムに現れ、モーセが契約を結んだ神）に限りなく似ているように思える。

私は、健康法などで「これはよい」と思ったことは、すぐに採り入れ、実行する質だ。私は、一神教のカトリック信者ではあるが、すぐに天風の「心身統一法」を自身のその後の「運命を拓く」ためにその実践を開始した。

第七章

いまこそ求められている「神心統一法」

（一）神との向き合い方は人それぞれ

私は、その後カトリックの理解を深め、「心身統一法」の実践を繰り返すうちに、まるで導かれるように、自然にその両者を融合するようになった。すると、カトリックの信仰と「心身統一法」の相乗効果を実感するようになった。

私は自己の宗教であるカトリックと天風の「心身統一法」を融合することを「神心統一法」と呼ぶことにした。これについては、後述する。

私のような凡愚の徒が「神心統一法」を提案することはおこがましいことかもしれないが、世のため人のために役立つことと信じ、勇を鼓して本書で紹介することとした。

とはいえ、私は神学者でもなければ、宗教家でもない。それゆえ、本書で専門的な宗教論を展開することはできるはずもない。その点、読者の皆様にはご了解いただきたい。

私は神学者・宗教家ではないが、宗教を語る資格はあると思っている。人間が「心」を持っている限り、「宗教は阿片」であると断じたマルクスであれスターリンでさえ、すべての人間は宗教と完全に絶縁することはできないのではないだろうか。私は、人の心の中には神（仏）が住んでいる、と確信している。もちろん、各個人の信仰心に濃淡があるのは当然だが。それゆえ、人は誰でも、自己の心の中にある神（仏）について、それぞれの考え方を語ることができるのだ。

それぞれの宗教には確固とした教義がある。しかし、その解釈を巡り各宗教は、時代とともに様々な宗派に分岐している。キリスト教を例にとれば、ローマ・カトリック、プロテスタント、正教会、聖公会など多くの宗派に分かれている。

このように同じルーツのはずの宗教が宗派を創るのは、その原典などの解釈が人それぞれであり、多様であることに由来するものだろう。それぞれの宗教・宗派の信徒個人も、自身の経験や資質、その宗教教義の理解度などに従い、それぞれが納得できる教義の解釈を持っているのではないだろうか。極論すれば、信仰（神との向き合い方）は、各個人それぞれで、いわば「十人十色」であると思う。

本音をいえば、私は格別敬虔で信仰心が篤いわけでもなく、週末には必ず教会に行ってミサ（祭儀）にあずかっているわけでもない。とはいえ、私は「私流」のカトリック信仰を倦まず弛まず実践・継続しているのは事実である。

一方で、そんな欠陥だらけの信徒ゆえ、私はフランシスコ・ザビエルやマザー・テレサなどの聖人に憧れを持っているのも確かである。自分が果たせるわけでもないのに、「斯くありたい」という思いは強い。

宗教は自らが納得できる工夫が不可欠

宗教を本当に自分のものにするためには、自ら納得できるものにするための工夫が不可欠ではないかと思う。自分の魂・心の核心にかかわる宗教は、お仕着せや借り物の宗教では満足できるはずがない。宗教の教義を学び、そのうえで自分が納得できるものに意図的に工夫することが必要ではなかろうか。

内村鑑三は、彼の処女作『基督信徒のなぐさめ』において、初めて「無教会」という考え方を示した。その後、彼は「無教会」という名称の雑誌を創刊し、教会に行けない、所属する教会のない者同士の交流の場を設けようとした。これが内村流のキリスト教の在り方だった。

内村に比べようもない凡愚の私にも、カトリックや天風の訓《おし》えを自分が納得できるように工夫して受け入れ、実践することは許されることだと思っている。

(二) 神との距離を縮められないもどかしさ

私は前述のように、〝燃え尽き症候群〟になったのを契機に、日蓮宗からカトリックに改宗した。〝燃え尽き症候群〟を乗り越えた直後は、いささかなりとも神(父なる神、その子キリスト、精霊――三位一体）を身近に感じたが、時間が経つにつれ、次第に距離が離れていくような気がした。

「自分のような、怠惰な信者は神に近づけないのは当然だ」と諦めの気持ちが強まり、教会からも足が遠のきつつあった。聖者の伝記を読んでみると、凡愚の私などではとても真似できない凄まじい人生を歩んでいる。それもそのはずで、聖者がいともたやすく「乱造」されるようになれば、聖者の希少価値がなくなるだろう。

さりとて、私は神に近づくことをあきらめきれない。信仰心の薄いわが身を省みることなく、「何とかして神に近づきたい」という思いは変わらないどころかいっそう募るばかりだった。

そんなときに、天風の訓えと出会い、天風の「心身統一法」こそが神に近づく手立てになると確信した。

私は欲張り――〝御利益〟も欲しい

天風の訓えは、あえていえば「御利益の宗教」の一面を持っていると思う。天風は「人生と積極的精神」というテーマの講演録の中で、冒頭「積極的精神は、人生にとってこれ以上重要なものはない。人すべてが望んでいる健康も、長寿も、運命も、成功も、いえいえ、極論すれば人生の一切合切が積極的精神によって決定される」と、述べている。

松本幸夫氏もその著『中村天風伝』（総合法令出版）で次のように述べている。

〈天風は「捨欲」つまり欲を捨てるということは絶対にできないことだと断言している。学者や識者、宗教家でも悩まなくなるためには「欲を捨てよ」という。しかし、天風は欲を捨てたいというのも欲であるし、人間が欲を捨てたらどこに生きがいがあるのかと問う。

大いに欲望を燃やせというのが天風哲学である。ただ、天風は我欲・私欲でなくて、楽しめる欲望・霊性満足の欲望に取り組めという。霊性満足というのは、他人を喜ばせることを目的とする「利他」の欲望のことである〉

私は欲張りな人間だ。健康も、長寿も、運命も、成功も全部欲しい。その点で、天風の訓えは、私にとっては、魅力的だった。また、キリスト教でも神に望みを託すことは悪いことではない。

〈求めよ、そうすれば、与えられるであろう。

捜せ、そうすれば、見いだすであろう。

門をたたけ、そうすれば、あけてもらえるであろう。すべて求める者は得、捜す者は見いだし、門をたたく者はあけてもらえるであろう。あなたがたのうちで、自分の子がパンを求めるのに、石を与える者があろうか。魚を求めるのに、蛇を与える者があろうか。

このように、あなたがたは悪い者であっても、自分の子供には、良い贈り物をすることを知っているとすれば、天にいますあなたがたの父はなおさら、求めてくる者に良いものをくださらないことがあろうか。

だから、何事でも人々からしてほしいと望むことは、人々にもそのとおりにせよ。これが律法であり預言者である〈マタイによる福音書 第七章〉〉

私も聖書と天風の訓えを学んで自分の願いだけに留まらず、「隣人愛（「あなたの隣人をあなた自身のように愛せよ）」と「利他」の心を持つよう、日々自分を戒めている。

神と自分の結び目を堅固にする方法

そんな欲張りの私が、天風と出会った。前述の『運命を拓く』（講談社）という本で天風の人となりを知り、その訓えである「心身統一法」に巡り合うチャンスをいただいた。

その本で格別に興味を持ったのは、人間が造物主である宇宙霊――天風は宇宙霊のことを「神、仏、天之御中主神、天にましますわれらの父」と説明――と人間の関係だった。天風は宇宙霊と人間のつながり（絆）について、「人間の心こそ、宇宙一切の造り主である宇宙大霊と自分の生命の本体たる霊魂とを、結合させる回路である」と説明している。

この天風の言葉は、神との距離を縮めようと焦っていた私にとっては朗報だった。天風は、宇宙霊すなわち神と人間が交流・結合する回路として「人間の心」を使うことができるといっている。

天風は、人間と宇宙霊の深いつながりを説明するために「運河の水の例」を挙げている。天風は、運河の喩《たとえ》を用いて「人間の無限の可能性」について次のように説明する。

〈運河は、たとえ水量が少なく見えたとしても、それは大海とつながっている。そのため運河の水は、無限の水量とつながっているだけでなく、大海と同じ質を持っているのである。同じように人間は、ただそれだけの存在で考えれば、極めて小さいかもしれない。時には哀れで、貧弱な存在に思えるかもしれない。しかし人間は、その心を通じて造物主と常に結び付いているのだ。その事実に気づいたなら、「自我の中に、造物主の無限の属性が存在しているのだ」ということを悟れるはずである。（中略）

運河の水も大海の水と同じだ。そうしたら人間の生命の中に存在する「この不思議な力（ヴリル）」というものは、造物主が持っている力と同じ力である〉『図解　中村天風の行動学』（武田鏡村〈東洋経済新報社〉）

天風は、神と人間の結び目（絆）を維持・強化する方法についても教えている。天風曰く。

〈我が心を、宇宙霊の心と同様の状態にして生きることが、秘訣の第一である。宇宙霊の心は〝絶対に積極〟である〉『運命を拓く』（講談社）

天風の考えに従えば、人間が「絶対に積極的な心」を持って生きれば、人間はその心を通じて宇宙霊と結びつき、宇宙霊と人間の回路（絆）を強くすることができることになる。

神との距離を縮められないもどかしさに悩んでいた私にとって、「人がその『心』を〝絶対に積極〟にすることによって、神と人間の結び目（絆）を強化・維持できる」という天風の訓えは、心強い朗報だった。

(三)「神心統一法」とはそれぞれの宗教と天風の訓えの融合

私は、天風の「神と人間の結び目（絆）を強化・維持」する方法を学んで、あるアイディアが浮かんだ。それは、天風の守護霊・造物主と私の宗教・カトリックの神とを置き換えることであった。すなわち、「私の『心』を〝絶対に積極〟にすることによって、守護霊ではなくカトリックの神である〝父なる神、その子キリスト、精霊（三位一体）〟と私の結び目（絆）を維持・強化する」というアイディアだった。

私は、怠惰な信者を自認してはいたものの、一方で、自分の信仰心を強め、神との距離を縮めたいと強く願っていた。しかし、それを具体的に達成する方法を知らなかった。天風の訓えは、見事にその具体的な方法を私に提示してくれたのだ。

天風の訓えに出てくる守護霊は、私にとってはなじみの薄いものだ。率直にいえば、無機質でつかみどころがない。

それに比べれば、父なる神ヤーウェは『旧約聖書』に出てくる。ヤーウェが天地を創り、人間を創り、生き物などすべてを創造された物語は、「創世記」に見事に描写されている。また、ヤーウェの導きで奴隷の状態で虐げられていたユダヤ人を率いてモーセがエジプトから脱出する様子は、「出エジプト記」に詳《つまび》らかである。

次に、父ヤーウェの一人子キリストについては、『新約聖書』に書かれている。すなわち、キリストの生涯およびその言行については、マタイ、マルコ、ルカ、ヨハネによる四つの福音書（神からの喜ばしい救いの知らせ）に詳しく描かれている。

私にとっては、守護霊よりもはるかに、圧倒的に私の神であるヤーウェやキリストのほうがなじんでいる。それゆえ、〝天風の訓《おし》え〟の守護霊の部分をヤーウェやキリストに置き換えれば、私にとっては何の違和感もなく受け容れられるのである。私は、このような経緯で「神心統一法」を思いつくに至った。

「神心統一法」は、本書で訴えたい核心部分である。「神心統一法」とは私の造語である。簡単にいえば「皆様それぞれ固有の宗教と天風の訓え『心身統一法』を融合すること」である。

天風は人の「心」と「体＝身」を統一すること――「心身統一法」――を提唱したが、私は天風の「心身統一法」を用いて、「神」と「人の心」を融合することを提唱したい。この際、特に強調したいことは、「神」とは天風の「宇宙霊」ではなく、皆様が日頃から信仰しなじんでいる神道、仏教、キリスト教などの具体的な神仏なのである。

「神心統一法のイメージ」は次ページ図の通りであり、皆様の信仰対象の神（仏）は①具体的でなじみ深く、②神（仏）に関する情報（経典、音楽、絵画、映画など）がふんだんにあり理

神心統一法のイメージ

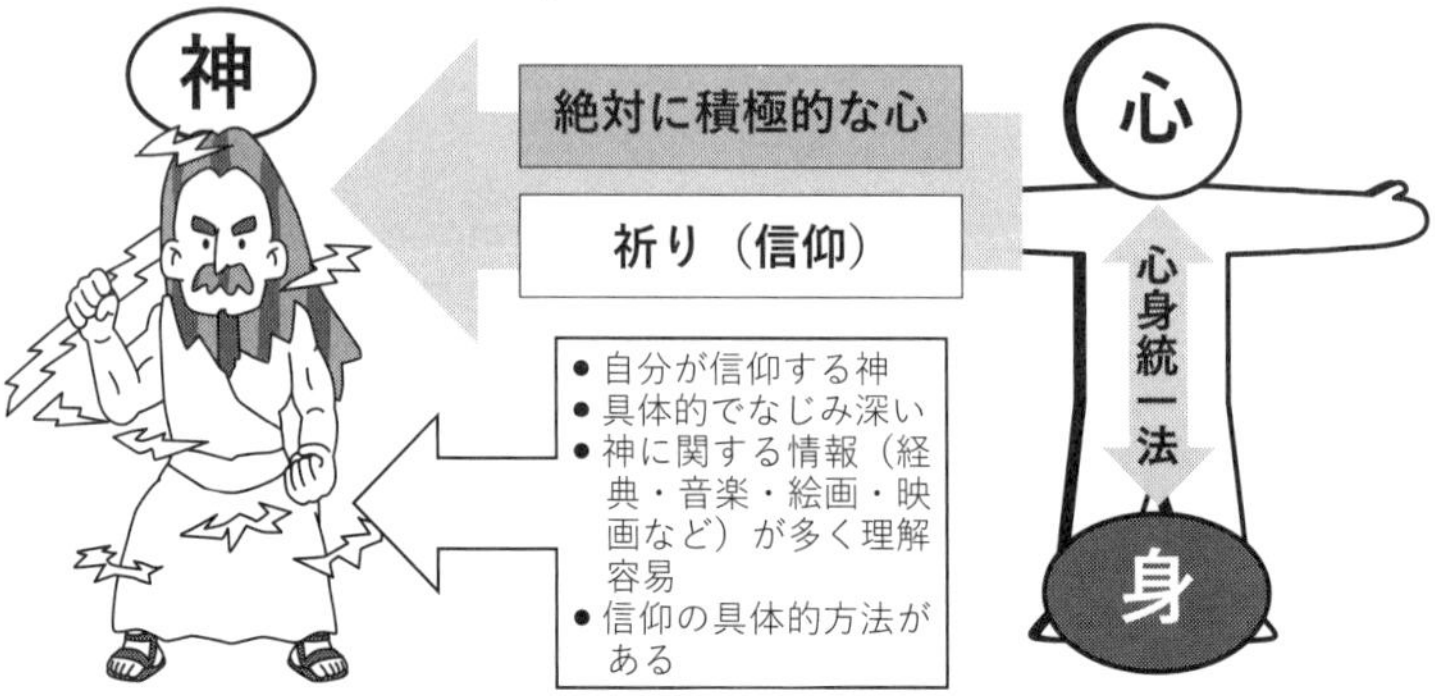
神
絶対に積極的な心
祈り（信仰）
心
心身統一法
身
● 自分が信仰する神
● 具体的でなじみ深い
● 神に関する情報（経典・音楽・絵画・映画など）が多く理解容易
● 信仰の具体的方法がある

解しやすく、③教会や神社・仏閣などでの参拝や祈りの方法などが確立されており、信仰を深める道筋が明示されている。

天風の「心身統一法」では、神（仏）と人との繋がりのことを「結び目」（『天風先生座談』宇野千代〈二見書房〉あるいは「宇宙本体との合流」（『中村天風伝』松本幸夫〈総合法令出版〉）と表現している。天風の「心身統一法」では、神（仏）と人との「結び目」を強くするための決め手は「絶対積極的な心」を持つことである。「神心統一法」では、「絶対積極的な心」に「祈り（信仰）」が加わる。

すなわち、「神心統一法」では、自らの神（仏）を拝み、祈ることが「結び目」を強くする手段に加わることになる。「絶対積極的な心」と「祈り（信仰）」の二つの相乗効果により、天風が教えるヴリルは倍加することになる。ヴリルについて天風は、「Vril、活力、大自然の気、神秘の力」と説明している（『真理行修誦句集』公益財団法人天風会）。

仏教や神道との融合バージョンを期待

私が提示したのは「カトリックと『心身統一法』」の融合バージョンである。ちなみに、「仏教と『心身統一法』」の融合バージョンについては、二〇二二年に亡くなられた稲盛和夫氏（京セラの創業者・名誉会長）がその人生で体現された。

稲盛氏は『心。』（サンマーク出版）で「すべては〝心〟に始まり、〝心〟に終わる」「〝心〟が人生を意のままにする力」と説かれ、天風の訓《おし》えを敷衍《ふえん》されている。稲盛氏は、仏教に深く帰依され一九九七年に在家得度を受け仏門に入られた。稲盛氏は心身統一法を実践される際には、天風の宇宙霊・造物主の代わりに釈迦如来（釈迦牟尼仏）、阿弥陀如来（阿弥陀仏）、薬師如来（薬師瑠璃光如来、薬師仏）などをイメージされていたのではないだろうか。

「神道と『心身統一法』」の融合バージョンについても、そのうち神道に詳しい方が提示されることを期待している。

第八章

「神心統一法」をどのように実践するか

（二）カトリックと「心身統一法」の融合

皆様それぞれの固有の宗教である仏教、神道、キリスト教などは、それぞれの方の心の中にしっかりと定着し、深くなじんでいるはずだ。私個人の場合を申せば、キリスト教は一神教であり、他の宗教（神仏など）を信じることは許さない。

その点、天風の訓えは限りなく宗教性を希薄にしているので、私がカトリックを信仰し、同時に天風の訓《おし》えを実践することに自責の念はない。同様に、仏教や神道の信徒の皆様にとっては、問題はさらに少ない。なぜなら、仏教も神道も多神教なので天風の訓えと併せて信仰・実践することに何の障害もないはずだ。

カトリックの私にとっては幸いなことに、第六章で述べた通り、キリスト教と天風の訓えの間には親和性が強い。その一例を示そう。キリスト教発展の基礎を築いた使徒パウロは、ギリシアのテサロニケという都市の教会に送った手紙の中でこう述べている。

「いつも喜んでいなさい。絶えず祈りなさい。どんなことにも感謝しなさい。これこそ、キリスト・イエスにおいて、神があなたがたに望んでおられることです」

この「いつも喜んでいなさい。すべてのことについて、感謝しなさい」という言葉は、天風の訓《おし》えの「感謝の一念——不平をいわず、『正直・親切・愉快』（三行《さんぎょう》）を生活のモットーにする」や、「三つの禁止（三勿《さんこつ》）——『今日一日、怒らず、恐れず、悲しまず』の実行」と相通じるものがあるではないか。

また、「いつも喜んでいなさい。すべてのことについて、感謝しなさい」という言葉は、天風の訓えの源流であるヨーガの「八支則」の中の第二段階「勧戒（ニヤマ）」にある、「知足（サントーシャ）——与えられた環境・現状をあるがままに受け入れ、感謝し肯定する姿勢で物事に対処していく態度」と相通じる考え方である。

ただ、「絶えず祈りなさい」という言葉に相当するものは、天風の訓えにはない。これは、天風が思うところがあって、宗教性を限りなく薄めようとしたために、天風の訓えには「祈りの言葉」がないのだろう。

他方、天風の訓えの源流であるヨーガの「八支則」の中の第二段階「勧戒（ニヤマ）」においては、「読誦（スヴァーディヤーヤ）」の重要性を説き、「常に聖典を読み、真言（サンスクリット語で『仏の真実の言葉』『秘密の言葉』という意味）を唱え、『生命の智慧』の理解と学習を怠らないこと」と、述べている。

また、同じ「八支則」の中の第二段階「勧戒（ニヤマ）」において、「自在神祈念（イーシュヴァラ・プラニダーナ）」について説き、「自在神に、人生における気高い目的の達成を常に祈り願うこと」を教えている。「自在神」とは、ヨーガと深く結びついたインドの諸宗教（バラモン教、ヒンドゥー教など）の神々であるブラフマー、ヴィシュヌ、シヴァ、ガネーシャなどのことである。

このように、天風の訓えにおいては「神への祈り」はないものの、「神への祈り」を排除する教え（考え方）はないと考える。従って、私は天風の訓えの実践に加え、パウロの教え通り、「主の祈り」「使徒信条」「朝・夕の祈り」「聖母マリアへの祈り」「食前・食後の祈り」などのカトリックの祈りを「絶えず祈る」ことを心がけている。

天風は「祈り」ではなく、「誓詞」や「誦句」「箴言」を示している。『天風誦句集』（天風会）などにある「今日一日　怒らず　怖れず　悲しまず」で始まる「誓詞」（吾等のちかい）や天風会員に膾炙《かいしゃ》されている「私は力だ。力の結晶だ」で始まる「力の誦句」などの「誦句」や「箴言」は「祈り」と相通じるものがあるのではないか。ただ、これらの「誦句」や「箴言」は宇宙霊や造物主（＝神〈仏〉）に対する「祈り」ではなく、自分自身の「心」に「言い聞かせ」、「その潜在意識にまで刷り込む」ためのものである——と筆者は理解している。

本項ではカトリックと「心身統一法」の組み合わせについて述べた。すでに故稲盛和夫氏の

「心身統一法」について触れたが、仏教と「心身統一法」の組み合わせの親和性もよいのではないかと思われる。仏教では「身心一如」、すなわち「肉体と精神は一体のもので、分けることができず、一つのものの両面である」と考えている。この考え方は天風の「心身統一法」と相通じるものがある。

また、天風がカリアッパ師からヨーガの修行を受けたのは、ネパール東部のゴーケ村といわれるが、仏教の発祥地もその近傍の古代インドの王国マガダ国（摩訶陀国。現在のインドのビハール州に存在）周辺といわれる。このような経緯からみても「心身統一法」のルーツは仏教とは深いつながりがあるのではないか。

「神心統一法」は、神学者でも宗教家でもない凡愚の私が提唱するもので、その論理の拙さなどは重々承知しているつもりだ。「神心統一法」により、皆様の「信仰心」と「生命の力」が同時に強化され、悩み苦しみが満ち満ちた現代社会を力強く生き抜く助けになることを願う次第である。

（二）　私の「神心統一法」の実践例

以下は、私が日々実践している「神心統一法」の実践例をありのままにお伝えしたい。読者の皆様はこれを参考に、工夫・研究して「自己流」の「神心統一法」を確立していただければ幸いだ。

私は、自分自身を「神心統一法」の被験者と考え、日々の実践を行なっている。従って、日々の経験を踏まえ、現行の「神心統一法」を今後引き続き終生改良工夫するつもりである。

私は朝目覚めると、布団の中に横になったまま手を合わせて「主の祈り」を唱える。

天におられるわたしたちの父よ、
み名が聖とされますように。
み国が来ますように。
みこころが天に行なわれるとおり地にも行なわれますように。
わたしたちの日ごとの糧を今日もお与えください。
わたしたちの罪をおゆるしください。わたしたちも人をゆるします。
わたしたちを誘惑におちいらせず、
悪からお救いください。
アーメン。

「アーメン」とはヘブライ語で「まことに、たしかに」という意味で、キリスト教徒が祈禱・賛美歌・信条告白の終わりに唱える言葉である。

次に、"Happiest I am in the world."とつぶやく。この言葉は、カリアッパ師が天風と会うたびに繰り返し励ました言葉「お前は、世界一の幸福者である（Happiest you are in the world.）。生かされていることにまず感謝せよ」の「お前（you）」の部分を「私（I）」に置き換えたものだ。

師の繰り返す励ましの言葉は、まるで天風に暗示をかけているようだった。カリアッパ師はこの励ましの言葉を天風に対して繰り返すことで、言葉による自己暗示（潜在意識の改善・更新）の重要性について天風に教えた。

起床すると居間に移動し、十字架に向かって「主の祈り」を唱え、引き続きキリストを抱いたマリア像に次のような「聖母マリアへの祈り」を捧げる。

恵みあふれる聖マリア、主はあなたとともにおられます。
主はあなたを選び、祝福し、あなたの子イエスも祝福されました。
神の母聖マリア、罪深いわたしたちのために、いまも死を迎えるときも祈ってください。
アーメン。

その後、天風の命令暗示法に従い、鏡に向かって自分の眉間を見つめて「ますます信仰心が強くなった」あるいは「ますます積極精神が強くなった」とつぶやく。この際「積極精神」という言葉は、講演録の天風の音声（肉声）に従い「せっきょく精神」ではなく「せきぎょく精神」と発音することにしている。この鏡を用いたつぶやきは、機会さえあれば日に何度も実施する。

朝、最初に口にするのは少量の甘酒である。これは（株）ワニ・プラスの佐藤寿彦社長から聞いた健康法である。甘酒は腸内細菌のエサに好適だという。佐藤社長は、藤田紘一郎先生（昭和一四年〜令和三年）の腸内細菌に関する著書を出版され、腸内細菌（一〇〇兆個ともいわれる）の驚くべき人体・健康への役割・作用を学ばれ、会うたびにその蘊蓄《うんちく》を私に教えてくれた。

後述するが、私はドイツの精神科医シュルツ博士が考案した自己催眠を応用した自律訓練法（リラックス法）を用いて潜在意識の改善・更新に努めている。この自立訓練法の中に「お腹が暖かい」という自己暗示があるが、その際にお腹の中の臓器、特に大・小腸と腸内にいる一〇〇兆個の細菌をイメージすることにしている。その大事な腸内細菌へのご褒美・お礼として朝一に甘酒を差し上げることにしているというわけだ。

その後、書斎に入る。まずは、写真を見ながらお世話になった故人に感謝の祈りを捧げる。最初は二〇二一年亡くなった母、そして父、弟、父方と母方の祖父母、長作叔父（母の弟）と続く。次に生きている肉親。二人の孫、息子夫婦、娘夫婦の順。

パソコンを立ち上げ、本や雑誌の原稿、さらにはビデオ講座のパワーポイントなどの執筆を開始する。その際、就寝中に頭に浮かんだことを書いたメモを活用する。私は枕元にメモ用紙とボールペンを用意し、夢の中や覚醒中に浮かんだアイディアのキーワードを書くことにしている。また、散歩中においてもアイディアが湧いたら、すぐにポケットの中からメモ用紙とボールペンを取り出してキーワードをメモしておく。

これまでに書いた本の内容の重要な部分は、こうやって頭の中に湧いてきたアイディアを書き留めたものが主体である。私は、自分の頭の中に湧いてくるアイディアはすべて神様が導き、恵んでくれたインスピレーションだと思っている。

小一時間執筆をしていると、妻が食事の準備を整え、朝食だ。食事の前後には感謝の祈りをささげる。もちろん、妻への感謝も忘れない。食前の祈りはこうだ（食後の祈りは省略する）。

父よ、あなたの慈しみに感謝してこの食事をいただきます。

ここに用意された物（食物）を祝福し、私たちの心と身体を支える糧としてください。

（ここで十字をきりながら）
父と、子と、聖霊のみ名によって、アーメン。

朝食後も執筆を継続する。一一時をめどに仕事を止め、一万歩を目安に散歩に出かける。最初に近くの向三谷緑地で筋トレ（腕立て伏せ、背・腹筋、懸垂、各種柔軟体操）を行なう。筋トレの最後は、美木良介氏の「ロングブレス」（http://www.longbreath.jp/）で締めくくる。「ロングブレス」は呼吸法の一種だが、そのポーズが神を崇める姿勢そのものであり、私は七回行なう「ロングブレス」の度に「主に栄光あれ、神に感謝！」と唱えることにしている。私が行なう「ロングブレス」には、天風の「クンバハカ法」の「肛門を締め、同時に、肩の力を抜いて、下腹部に力を充実させる」という要領を採り入れている。

筋トレが終わると、徒歩数分の井草森公園へ向かう。その途上、社会福祉法人カリタスの園をぐるりと一周してキリスト像と六体のマリア像に祈りを捧げることにしている。また、日によっては、下石神井教会にも足を延ばすことがある。その際は、教会内・外のキリスト像と三体のマリア像にも同様に祈りを捧げている。

祈るときは、キリスト像とマリア像に「氣」を注ぐようにする。「氣」とは何か。心身統一合氣道の創始者（天風の愛弟子でもあった）の藤平光一氏（一九二〇年～二〇一一年）はその著『中村天風と植芝盛平 氣の確立』(東洋経済新報社)の中で「心身統一の四大原則」の一つとして「氣」を出すことを挙げている。どうすれば氣が出せるのか。藤平氏はこう説明する。

〈氣を出すためには何も特別なトレーニングなど必要とせず、ただ「氣が出ている」と考えればいい。(中略)心が体を動かす——天風哲学——ということは、ここでもまさしく生きている。心で「氣が出ている」と思えば氣がほとばしり出る。ただ、それが目には見えないために、気が付かないだけのことなのだ〉

私は、祈る際に、肩の力を抜き、心(すなわち氣)を臍下丹田《せいかたんでん》の一点にしずめて統一し、「氣」をキリスト像とマリア像に注ぐようにイメージしている。そうすることにより、キリスト像とマリア像からも「氣」を反射していただいているような気がする。

帰宅後は昼食を取り、執筆活動などに励む。夕食が終わり、読書やテレビ観覧などの後に二一時過ぎには就寝する。就寝の前には美木良介氏の「ロングブレス」を行なった後に、鏡を見て「ますます信念が強くなる」あるいは「ますます積極精神が強くなる」とつぶやく。その日の最後に、寝室のイコン(キリスト画像)に向かって「主の祈り」を捧げ、眠りに就く。

「祈り」と「神心統一法」の実践は、まだまだ終わらない。歳を取ると、一回か二回は尿意を催し目が覚める。夜半に起きると、灯りをつけることなく暗闇の中をトイレに行き、その後に居間に移動する。起床後の祈りと同じように、十字架に向かって「主の祈り」を唱え、引き続きキリストを抱いたマリア像に「聖母マリアへの祈り」を捧げる。

ベットに戻ると横になり、前述のように、精神科医シュルツ博士が考案した自立訓練法を用いて潜在意識の改善・更新をはかる。

夜中の静寂の中、「気持ちが落ち着く」と、数度心の中でつぶやく。そののち、第一ステップを開始する。「右手が重たい」と心の中で唱える。その後、順次左手、右足、左足についても同様に心の中でつぶやくと、両手足が重さを感じるようになり、全身がリラックスしてくる。

リラックスすると手足の末梢まで血流が促進され、温かくなってくるのがわかる。第二ステップに移る。両手足が「重たい」と順次に暗示したのと同様に、今度は「右手が暖かい」を最初にして同じ順序で両手両足が「暖かい」と心の中でつぶやく。

第三ステップは、自分の心臓の拍動をイメージし（意識を集中し）、「心臓が穏やかに規則正しく打っている」とつぶやく。すると脈拍が落ち着き、回数が少なくなる。

第四ステップは、鼻からの呼吸を意識し、「自然に楽に息をしている」と心の中でつぶやく。私は、空気を吸い込む際には故郷の宇久島の新鮮な空気をイメージする。四月末に青々と伸びた麦畑から吹いてくる薫風や、五月の海岸で密生しているワカメやヒジキが炭酸同化作用で生み出す小さな酸素のバブルを含んだ磯の香満点の海風などを思い浮かべる。

第五ステップは、鳩尾《みぞおち》から下腹部にかけてのお腹全体に意識を集中し「お腹が暖かい」と心の中でつぶやく。するとお腹がリラックスして腸の活動が活発になり「腹鳴（お腹がぐるぐる鳴る現象）」が始まる。私はこの段階で一〇〇兆個もいるといわれる腸内細菌に感謝を捧げつつ、小宇宙のような自分の体内で人智を超えた生命現象が起こっている様子をイメージすることにしている。お腹の暖かく感じる部分は、鳩尾あたりといわれるが、私の場合は丹田を含めたお腹全体の暖かみをイメージしている。

第六ステップは、額に意識を向け「額が心地よく涼しい」と心の中でつぶやく。すると、本当に額が心地よく涼しく感じられる。私は、その感覚を「身近におられる守護天使の息吹」だと理解している。カトリックでは、神が人間一人ひとりに守護天使（Guardian angel）を付けてくださり、守り・導いてくださる――と教えている。守護天使は、その守護する対象（人）に対して、「善を勧め、悪を退ける」ようにその心を導くとされる。

第六ステップに差し掛かる頃になると、私は身も心もすっかりリラックスしていて自己暗示をスムーズに受け入れられる状態になる。そこで次の三つの誦句の中から一つを選んで自己暗示をかけることにしている。

第一に、「主が私を、照らし、守り、導いてくださる。主に栄光あれ、神に感謝。アーメン。ハレルヤ」。

第二に、「ますます信念が強くなる」。

第三に、「一切あるがままに、見える、聞こえる、感じられる。何が現れてもあるがままに受け入れ何事にもとらわれない。身も心もゆったりとなって、湧き起こる思いやわだかまりも次第に溶け去り、消え去ってゆく」（第六章ヨハネス・ハインリッヒ・シュルツ先生の自律訓練法の項で説明）。

その後、私独自に創作した第七ステップを行なう。私は、リラックスした状態で、二〇歳当時の母の胎内にいる場面をイメージする。母の免疫力溢れる若々しい血液が臍《へそ》の緒を通して、七四歳の私の体内に注がれ、私の老化して硬くなった血管や細胞が瑞々しく若返る様をイメージする。その際、心の中でこうつぶやく。

「母の温かい胎内で心地よくリラックスしている」

「母と私は臍の緒で繋がり、若々しい、免疫力の高い血液が私に注がれ、私の全身に行き渡る」

「体内の血液がスムースに全身に行き渡り、血管と細胞が若返る」

「母に感謝、先祖に感謝、神に感謝」

この効果がいかほどのものかはわからないが、少なくとも母の胎内でひととき完全休息して、母の愛情とエネルギーをいただけるような気がするのは事実だ。

私は、そのままリラックスした状態で再び眠りにつく。もしもその後眠らないで、起床する場合は、催眠状態から戻るための動作を行なう必要がある。両手両足の屈伸、背伸びなど、全身のけだるさがすっかりとれるまで行なったのち、さらに「ひとーつ、だんだん目が覚めてきた」、「ふたーつ、目が覚めてきた」………「とーお、完全に目が覚めた」と心でつぶやく必要がある。

このように、夜中に目覚めたら、シュルツ博士が考案した自立訓練法によりリラックスして再び眠りにつくように工夫しているが、歳を取ったせいか、ときどきなかなか寝付けないときがある。「眠ろう、眠ろう」と思いつつ、夜が明けるまで悶々とベッドの上で寝返りを繰り返すのだ。それを克服するためにいろいろ試みたが、最近面白い方法を見つけた。そのやり方はこうだ。

昼間、祈りを捧げる六体のマリア像（社会福祉法人カリタスの園にある）を順次思い浮かべながらマリア様に自分の意識を集中させる。祈りを唱えるわけではないが、心に浮かぶマリア様に意識を集中すると、不思議や不思議、心が安らぎ、気持ちが落ち着いてくる。六体のマリア像を順次心に思い浮かべ意識を集中していると「眠ろう、眠ろう」とする煩悶は消え、いつの間にか眠りにつくのだ。

私流の「神心統一法」の実践要領は以上の通りである。いずれにせよ、皆様が試行される際は、これを参考にそれぞれの宗教を採り入れた「自己流」のやり方を作り上げる必要がある。

第九章

「神心統一法」がもたらした成果

（二）人間の能力を超えた強い「力」の存在

「神心統一法」の要点は、極論すれば①皆様御自身の神（天風のいう「宇宙霊」に相当する皆様ご自身の神〈仏〉）に対する信仰心を深めること、②常に積極的な心を堅持することである。この点に関し、私はそのいずれも生まれながらにしてある程度そのような心を持っていたものと回想している。

だからこそ前述したように、私は「心身統一法」に出会う前にも、人智を超えた不思議な力によって波乱万丈の人生を乗り越えることができたものと考えている。物心ついたときから自分でも「フがよい」と思い、他人からもそういわれてきた。「フ」とは、宇久島の方言で「運」という意味である。私は「運がよい、強運の持ち主だ」と子供の頃から思っている。

その謎を「神心統一法」で解き明かせば、こうだ。第一に「自分には目には見えないが、人間の能力を超えた強い『力』が働いてる」と思っている。その人間の能力を超えた強い『力』のことを神と考えるようになったのは、キリスト教の洗礼を受ける前からだ。もちろん、洗礼を受けた後はいっそうその思い――神から加護されている――が強くなった。第二に、生まれつき積極果敢な性格を持っていた。子供の頃からいつも物事に積極的に取り組む性格だった。

このようなわけで、子供の頃からすでに「神心統一法」の一定レベルを身に着けていたものと考えている。

私流の「神心統一法」を実践

「神心統一法」という発想を得て、それを意図的に少しずつ実践するようになったのは、中村天風の訓えを学び始めた九州補給処長時代（平成一四年三月〜一五年七月）頃からである。

九州補給処長時代に、有田焼の深川製磁の深川剛社長からいただいた天風の波乱万丈の人生録『運命を拓く』（講談社）を読み、深い感銘を受けると同時に、強い共感を覚えた。私が共感を覚えた理由は、前述のように、私自身が天風ほどではないにせよ、同様に波乱万丈の人生を経験したことだ。また、生来、「人間の能力を超えた強い『力』の存在」を意識するとともに、生まれつき「積極果敢な性格」を持っていたことにより、その苦難を乗り越えた体験があったからだろう。

私は『運命を拓く』を読むや、天風の本の中に出てくる「宇宙霊」を無意識のうちに『旧約聖書』『新約聖書』に出てくる「三位一体の神」――聖書に啓示されている神は、「父なる神」「子なるキリスト」「聖霊」という三つの位格を持つ「唯一の神」――と考えるようになった。

これすなわち、無意識のうちに天風の「心身統一法」を活用して私流の「神心統一法」を実践するようになったのだ。

その後、私は自己流の「神心統一法」を創意工夫して深化・発展させた。それと同時にその実践を継続した。

(二)「神心統一法」で深まる信仰心

カトリックへの信仰と「心身統一法」を融合した「神心統一法」の実践・努力を積み重ねることにより、神を具体的にイメージできるようになり、信仰心が深まり、「三位一体の神」が身近に感ぜられるようになった。それは私にとって大きな成果だった。それまでは教会に通い聖書を読んではいたが、神に近づくことは困難に思えた。

「神心統一法」を実践するうえで、私は中村天風が「宇宙霊」と呼んだ漠然としたものに代わる「私の神」すなわち「三位一体の神」について、それに関する情報・知識を学び、努めて具体的なイメージを作り上げることに注力した。

「三位一体の神」のうち、「父なる神」についてのイメージはどんなものか。『旧約聖書』に現れる最高神のヤーウェは、ルネサンス期の典型的な「万能(の)人」と呼ばれるミケランジェロが描いた『アダムの創造』やティントレットの『動物の創造』などでその御姿・イメージを窺うことができる。私は、天風がいう宇宙霊の代わりに、これらの絵画に出てくる天地創造主・全能の神のイメージを可能な限り具体的に想像することにしている。そうすることによって、神がより身近なものとして感じられるからである。

次に、神がなさること、神の働きについて見てみよう。「神がなさること、神の働き」のことは「神のみわざ」と呼ばれる。「神のみわざ」とは「神がなさる業」「神がなさる行ない」である。「神＝ヤーウェのみわざ」については、『旧約聖書』で記述されている。『旧約聖書』は全二四巻から成り、①律法（モーセ五書といわれる創世記、出エジプト記、レビ記、民数記、申命記）、②預言書、③諸書の三部で構成される。

②預言書は、前半の預言書（ヨシュア記、士師記、サムエル記、列王紀）と、後半の預言書（イザヤ、エレミヤ、エゼキエル、一二小預言書）とに分かれる。

③諸書は真理（詩篇、箴言、ヨブ記）、巻物（雅歌、ルツ記、哀歌、伝道の書、エステル記）と、残り（ダニエル書、エズラ記、ネヘミヤ記、歴代誌）の三部に分かれる。

これらの神についての記述の中で、私にとって最も馴染んでいるのは、『旧約聖書』の二番目の書である『出エジプト記』である。『出エジプト記』では、天地を創造された「みわざの持ち主」である神が驚くべき奇跡を行なわれる様子が随所に記述されている。モーゼが神の命を受けて、エジプトで虐げられていたユダヤ人——女と子供を除いて徒歩の男子は約六〇万人

――を率いてエジプトから水も日陰も食料もない砂漠の中を脱出する壮大なスペクタクルが生き生きと描かれている。『出エジプト記』は、『十戒』（The Ten Commandments）というタイトルで、一九五六年に映画化もされた。

私は『出エジプト記』を何度も読み返し、神のみわざを印象深く心に刻み、信仰心を深めるよすがにしている。

次に、「子なるキリスト」についてであるが、そのイメージはイコンと呼ばれる肖像画により把握できる。

キリストの言行については、その生涯、死と復活を記録した福音書――①取税人出身の使徒マタイによる福音書、②使徒ペトロとパウロの弟子であったマルコによる福音書、③使徒パウロの弟子であったルカによる福音書、④使徒ヨハネによる福音書――などが詳しく伝えている。

福音書では、誕生以降イエスの少年時代、洗礼者ヨハネによる受洗、荒野の誘惑、山上の説教、ユダヤ各地での布教、変容、エルサレムでの演説、最後の晩餐、逮捕、裁判、十字架刑後の復活までが実に見事に描写されている。

聖書の内容についての解説は、浅学・凡愚の私が行なう必要もないだろう。皆様がお読みになればすぐに心に響くものがあることをおわかりいただけるだろう。聖書は境遇、立場、状態などが異なる一人ひとりの読者の心に汲めども尽きない救い、癒し、導き、知恵などを恵んでくれる。

福音書でも述べているが、信仰で最も大事なことは、「神を信じること」である。マルコによる福音書に「信じてバプテスマ（洗礼）を受ける者は救われる。しかし、不信仰の者は罪に定められる」とある。

キリスト教において、信じること（信仰）とは、「キリストに対して、（人間に対して）罪の赦しと永遠の命を与えるために、十字架で死んでよみがえった救い主であるという個人的な信頼を置くこと」だといわれる。

私も「神心統一法」を実践するうえで、この有効性を信じ（確信し）、信仰心を深め、それを変わることなく堅持することを重視している。天風の「心身統一法」は信仰心を深めるうえで大いに役に立つものである。

次に「三位一体の神」の一つである「聖霊」とは何だろうか。

北海道砂川市にある空知太栄光キリスト教会の銘形秀則牧師は聖霊について『牧師の書斎』というブログの中の「聖霊の象徴《しるし》についての瞑想」で次のように述べている（筆者がブログから要約）。

〈聖霊は風のように自由に働きます。風は目には見えませんが、その働きと効果は明瞭に観察されるのです。そのように、聖霊も思いのままに吹き、自由に働いて人を新生させるだけでなく、神とのかかわりの中に人を回復させ、刷新させる生ける力をもっているのです。

神と人とが生きたかかわりを持つために聖霊の助けは欠かせないのです。人を新しく生かし、人を神に立ち返らせて回復させるのは神の「息吹」である聖霊です。この方こそ私たちが神とのかかわりを豊かにし、神の愛——長さ、広さ、高さ、深さにおいて人知をはるかに越えた神の愛——を知る（経験する）ための必要不可欠なお方です。

風はだれからも支配されることなく、思いのままに吹きます。またどんな隙間からでも入っていきます。そしてひとたび聖霊の風が吹くならば人の予想をはるかに越えたすばらしいことが起こります〉

また、原田元道牧師も『その人のために　物理好きの無神論者がキリスト教の牧師になって始めたブログ』で、「聖霊は人格と神性の両方を持ち、思いのままに吹き、自由に働いて人を新生させるだけでなく、神とのかかわりの中に人を回復させ、刷新させる生ける力をもっているのです」と述べたうえで、その働き・役割について以下のように述べている。

- 万物に命を与える。
- イエス・キリストを信じる人に（永遠の）命を与える。
- 神の望んでいないことをしてしまった（罪を犯した）ことを人々に気付かせる。
- 神のために働く力を与える（知恵、英知、知識、教育、預言、奉仕、勧め、施し、指導、慈善、信仰、癒やし、奇跡を行う力、霊を見分ける力、異言を解き明かす力など）。
- 罪、義、さばき、愛、平和、喜び、知恵、自由、希望などについて明らかにする。
- 人々に預言（神の言葉）を与え、神の意志・計画・御旨などを明らかにする。
- 人々に「隠された神の知恵」や真理（神・イエスのこと）を明らかにする。
- イエスを信じる人の人生を導く。
- イエスを信じる信仰の故に宗教的弾圧・迫害を受けるとき、迫害者に対して語るべき言葉を教えてくれる。
- イエスを信じる人は神の子供であるという確信を与える。
- イエスを信じる人が互いに愛し合うとき、その人たちが神のうちに留まり、神もまたその人たちのうちに留まるという確信を与える。
- 神の望むことを行なおうと決心して生活様式を改め（悔い改め）、イエスを信じて従っていこうとするとき、神の望まないこと（罪）を進んでしようとは思わなくなる気持ちを与える。

- イエスを信じた人をイエスに似たもの（イエスのように感じ、考え、行動する人）に変えていく。
- イエスを信じる人々を結び合わせ一つの共同体を築き上げる。
- イエスを信じる人のうちに住む。
- イエスを信じる人が神に祈るとき、神との間をとりなす。

私にとっての信仰の対象はこれだけではない。「三位一体の神」に加え、聖母マリア、守護天使、聖人がある。

聖母マリアは神（イエス・キリスト）の母である。その誕生から死（聖母の被昇天）まで生涯の各場面が記憶され、「聖マリアの誕生」（九月八日）や「聖母の被昇天」（八月一五日）などを祝日としている。「被昇天」とは、聖母マリアの体が霊魂とともに天国にあげられたことである。キリストの昇天と区別していう。

キリスト教における聖母マリアの存在は大きい。聖母マリアは罪深く、悩み多い私たち人間の願いや赦しを父であるヤーウェ（天地の創造主・全能の神）とその子であるイエズス・キリストに取り次いでくれる方である。

そのことについて、河谷龍彦氏は著書『図説 イエス・キリスト』(河出書房新社)で次のように述べている。

〈聖母マリアはつねに人々の身近にいた。もし、マリアを通しての母なるもの、父への願いと赦しを取り次いでくれる回廊が塞がれていたら、福音の花畑は律法の荒野(筆者注:旧約聖書の律法の世界)に戻っていたことだろう〉

聖母マリアがキリストの母であるということで、信徒たちは「アヴェ・マリアの祈り」で、聖母マリアに神への執り成しを求める祈りを捧げる。

「アヴェ・マリアの祈り」

アヴェ、マリア、恵みに満ちた方、
主はあなたとともにおられます。
あなたは女のうちで祝福され、
ご胎内の御子イエスも祝福されています。

神の母聖マリア、
わたしたち罪びとのために、
いまも、死を迎えるときも、お祈りください。
アーメン。

世界各地で聖母マリアの出現が多数認められている。一例として「ルルドの聖母」を紹介しよう。一八五八年二月一一日、村の一四歳の少女ベルナデッタ・スビルーが郊外のマッサビエルの洞窟のそばで薪拾いをしているとき、初めて聖母マリアが出現したといわれている。ベルナデッタは当初、自分の前に現れた若い婦人を「あれ」と呼び、聖母とは思っていなかった。以後、聖母がこの少女の前に一八回にもわたって姿を現したといわれ、評判になった。聖母の出現の噂が広まるにつれ、その姿かたちから聖母であると囁かれ始める。当初は懐疑的だったカトリックの神父も周囲の人々も聖母の出現を信じるようになった。

ベルナデッタ自身は聖母の出現について積極的に語ることを好まず、一八六六年にヌヴェール愛徳修道会の修道院に入って修道女となり、外界から遮断された静かな一生を送り、一八七九年、肺結核により三五歳で没した。

日本と聖母マリアは、格別な関係がある。カトリック中央協議会の「日本と聖母マリアについて」と題する文書（筆者が要約）を紹介しよう。

〈日本に初めてキリスト教を伝えたのは、イエズス会の宣教師「フランシスコ・ザビエル」です。

一五四九年八月一五日に、鹿児島の海岸に上陸しました。日本に着いた日が、ちょうど聖母マリアの被昇天の祭日に当たっていたこともあって、ザビエルは日本を聖母マリアに捧げました。マリア様の保護のもとに置けば、日本の国民は幸せになれると思ったからです。

ザビエルが、日本を聖母マリアに捧げたせいかどうかわかりませんが、日本の歴史的な出来事と、聖母マリアの祝日が重なっている事実は不思議です。

日本が真珠湾攻撃と機をいつにして米英に宣戦布告し、太平洋戦争が始まったのは、一九四一年一二月八日。カトリック教会では、一二月八日は、聖母マリアがその母聖アンナの胎内に宿ったことを記念する「無原罪の聖マリアの祝日」で、盛大に祝われます。カトリック国では学校や会社・商店は休みとなります。

太平洋戦争が終わったのは、一九四五年八月一五日。この日は、前述のとおり「聖母マリアの被昇天の祭日」で、これまたカトリック国では国民の祭日として仕事は休み。

そしてサンフランシスコ講和条約が、サンフランシスコで調印されたのは、一九五一年九月八日。この日は、「聖母マリア」の誕生日に当たります。
さらに、日本で建国記念を祝う二月一一日は、「ルルドの聖母の祝日」となっています〉

次に守護天使について述べる。守護天使は、一人ひとりについていて守り導く天使のことである。神が人間につけた天使で、その守護する対象に対して善を勧め、悪を退けるようその心を導くとされる。

神学者トマス・アクィナスによれば、すべての人々——クリスチャンであれ、それ以外であれ、たとえ大罪人であれ——には決して離れることのない守護天使がついている、とする。守護天使とその守護する人間との関係について、守護天使は、人が自由意思を悪の方向に用いようとしたときにも、それを止めさせることはしないが、その心を照らしてよい方向に向けて霊感を吹き込むことだけをする、という。さらに守護天使とのコミュニケーションについて、人は天使に語りかけることが可能で、天使たちはその必要性、希望、欲求によって人間に語りかけ、啓蒙するとしている。

守護天使は、人間にとって身近な存在である。「人は天使に語りかけることが可能」とするこのトマスの説明は、「心身統一法」を実践するうえでは極めて有難い（便利である）。

『新約聖書』では天上の存在——天子——を七つのグループに分けている。エンジェルズ（天使）、アークエンジェルズ（大天使）、プリンシパリティーズ（権天使）、パワーズ（能天使）、ヴァーチュース（力天使）、ドミニオンズ（主天使）、スローンズ（座天使）がそれだ。

その後、キリスト教神秘神学では、この七つのランクに、ケルビム（智天使）とセラフィム（熾天使）を加えた九つを天使の階級として唱えるようになった。

私はこれらの天使のうちで、アークエンジェルズ（大天使）の一人のミカエル――『ダニエル書』に於いて天使の長と言及され『ヨハネの黙示録』で天使の軍を率いるとされる――をわが守護天使に戴いている（私が勝手にそう信じている）。私は、守護天使ミカエルの物語（小説）として『宇久島奇譚』を書いた（未刊）。子供の頃から私の危機をたびたび救ってくれたカッパが、実は大天使ミカエルだった――というストーリーだ。

大天使ミカエルは、軍人（兵士）、警官、消防官、救急隊員の守護聖人になっており、地域ではドイツおよびウクライナ、フランスの守護聖人とされている。

次は聖人について述べる。聖人の称号は信仰と徳の点で特に秀でた人に対し、教会が与える。聖人に選ばれることを列聖という。聖人の始まりは、十二使徒である。

マルコによる福音書第三章一六～一九節五によれば、当初、ペテロ（シモン）、ゼベダイの子ヤコブ、ヨハネ、アンデレ、ピリポ、バルトロマイ、マタイ、トマス、アルパヨの子ヤコブ、タダイ（ユダ）、熱心党のシモン、イスカリオテのユダの十二人である。

十二使徒は、厳しい迫害を受けながらも、「主キリストの教え」を広めたことでキリスト教が成立することに大きな貢献をした人々である。幽閉されたヨハネとイスカリオテのユダを除く十使徒すべてが殉教したと伝えられている。

ヨハネは、アジアに宣教に向かう途中捕らえられ、パトモス島に流刑・幽閉され『ヨハネの黙示録』を記した。『ヨハネの黙示録』は、ヨハネが神からの啓示を受けて書いたものといわれ、人類の終末が描かれている。

イスカリオテのユダは、キリストの受難に際しての裏切りにより、崇敬対象から除外された。キリストを裏切り、銀貨三〇枚で売ったとされ、その後、後悔の念にかられ自殺した。後にマティアが加えられ、パウロはさらに後から使徒に加えられた。パウロは、キリスト教史上最大の使徒・聖人である。ヘブライ名はサウロ。初めユダヤ教による厳格な教育を受け、パリサイ主義（モーセの律法を厳守することを主張した排他的形式主義の立場）を至上のものと信じ、キリスト教会を迫害した。キリスト教徒弾圧のためエルサレムからダマスカスへ赴く途中、「サウロ、サウロなぜわたしを迫害するのか」（使徒行伝第九章四節）という天からの（イエスの）声を聞いて回心（悔い改め）し、主イエスのわざについてのキリストの弟子のアナニアの説明によって悟りを開き洗礼を受けた。

この回心を契機として、伝道者としての生活に入り、特に異邦人（ユダヤ人以外の人々）への布教を使命として小アジア、マケドニアなどへ数回に及ぶ大伝道旅行を行なった。この伝道旅行は極めて大きな成果をあげたが、ユダヤ人の反感を買い、エルサレムで捕えられ、カエサリア、ローマで入獄生活を送ったのち、ローマ皇帝ネロの迫害によって殺されたという。パウロは新約聖書正典に加えられた多くの書簡を書き、布教活動のみならず、キリスト教神学の形成に極めて大きな役割を果たした。

日本では、ユスト高山右近、ペトロ岐部と一八七殉教者が、「殉教者」として「福者」に列せられた。「福者」とは、カトリック教会において、死後その徳と聖性を認められた者に与えられる称号である。

また、一五九七年二月五日、長崎・西坂において十字架刑に処せられ、殉教者となった二六人の司祭、修道士、信徒は、一六二七年に教皇ウルバノ八世により「福者」に、一八六二年、教皇ピオ九世によって「聖人」に列せられた。この「日本二六聖人」のうち、五人はスペイン人、一人はポルトガル人で、残りの二〇人が日本人である。

以上述べたように、私は「神心統一法」を実践するに際して「三位一体の神」、聖母マリア、守護天使、聖人などに関する情報（知識）を学び、具体的なイメージを作り上げることに務めた。中村天風が「宇宙霊」と呼んだ漠然としたイメージに代わる、「私が信仰する神」についても明確なイメージが必要だった。信仰するカトリック教の「三位一体の神」、さらには聖母マリア、守護天使、聖人を明確に意識し、「心身統一法」を実践しているうちに、私の心は落ち着き、心（信念）が強められたことを実感した。その心境は『旧約聖書』の中の『イザヤ書』四〇章二七〜三一節に記されている預言者イザヤの言葉に似ている。

「主に望みをおく人は新たな力を得
鷲のように翼を張って上る。
走っても弱ることなく、歩いても疲れない」

私は主の力を心から信じ、私の心は翼を張って飛び上がる鷲のように常に積極的で前向きな状態にコントロールできるようになった。
私はこのように「神心統一法」により、信仰心を深めることができた。

予期せぬ栄転と昇任

まったく予期しないことが起きた。これは「神心統一法」を始めて最初の賜物であろう。私は、九州補給処長（陸将補）から九州防衛の任務を持つ西部方面総監部の幕僚長に栄転し、陸将に昇任することになった。

　歴代の九州補給処長の多くは、これを最後のポストとして退官するのが通例だった。私も例外ではなく、最後のポストになるはずだった。ところが、そうはならなかった。昇任序列のうえで、私の上位にいた二人の同期生――師団長・陸将昇任が目前――の身に思いもかけないことが起こってしまったのだ。一人は、脳梗塞で突然亡くなった。もう一人は、理由はわからないが、辞職を申し出た。最終的には辞職はしなかったものの、師団長への栄転と陸将昇任のコースから外れてしまった。

　そのことによって、私はまったく思いもかけず〝自衛隊スゴロク〟の〝上がり〟のはずだった九州補給処長の職から、熊本市・健軍駐屯地の西部方面総監部の幕僚長に栄転し、望外にも陸将にまで昇任させていただいた。陸将昇任は、私の同期から八人出たが、私が〝トリ〟となった。このような経緯による私の〝オマケ〟のような栄転・昇任は、二人の同期生の〝不幸〟からもたらされたものなので、手放しでは喜べず、複雑な心境だった。いずれにせよ、「人間万事塞翁が馬」の諺《ことわざ》の通り、人の運命とはわからないものだ、とつくづく思った。それまでは、私の人事は、〝陸上自衛隊の意志〟だと思っていたが、最後の人事――西部方面総監部幕僚長就任と陸将昇任――は〝天意〟だと思うに至った。

ハーバード大学アジアセンター上級客員研究員として

私は、二〇〇五年三月、陸上自衛隊西部方面総監部・幕僚長（熊本県健軍駐屯地）を最後に定年退官した。退官と同時に軍需専門商社の山田洋行の顧問に採用していただいた。

また、同年六月から、私は山田洋行の顧問の身分で「智の殿堂」であるハーバード大学のアジアセンター上級客員研究員として遊学させていただくことになった。山田洋行は「給与」の他二年間にわたりアメリカ滞在中の生活費も支給してくれた。山田洋行の宮崎元伸専務は「山田洋行としては自衛隊に武器を輸入するだけではなく、わが国の安全保障や日米同盟などについても発信していきたい。そのために、シンクタンクを立ち上げたいので、福山顧問にはハーバード界隈の安全保障研究者との人脈を作ってもらいたい」という意向を示された。

私は妻とともにマサチューセッツ州東部に位置するケンブリッジ市に赴き、約二年間滞在した。なぜ私がハーバード大学アジアセンターの上級客員研究員に選ばれたのだろうか。あえていえば、『神心統一法』がもたらしてくれた「のかもしれない。

こうして過去を振り返ると、神様が私のようなダメ人間をよくもお見捨てにならず、素晴らしい方向に導いてくださっていることを改めて確信する次第である。このことは、まさしく「神心統一法」の大きな成果であると思っている。

おわりに――「神心統一法」の時代的な意義

国内外情勢が厳しさを増す今日、生き残りの関頭《かんとう》に立つ日本は、いまこそ「神心統一法」を実践することで国民の「生命の力」を倍増すべきだ。

日本を取り巻く情勢は、悪化・緊迫化の一途を辿っている。第一の原因は、世界的なパンデミックであるコロナの流行の長期化。第二の原因はロシアによるウクライナ侵攻による世界的な情勢の不安定化とインフレが進んでいることだ。第三の原因は、米中覇権争いである。軍事力において台頭著しい中国の習近平国家主席は、アメリカへの挑戦を敢行している。中国は台湾への侵攻をも公言しており、その場合は日本も戦争に巻き込まれるのは必至だろう。核兵器を手にした北朝鮮も矢継ぎ早にミサイル実験を繰り返しており、わが国に対する脅威は刻一刻と高まりつつある。

このような国際情勢の中、日本では少子高齢化が加速し、社会・経済が沈滞している。日本は「起死回生」の政策を考えなければ将来を拓くことはできないだろう。

私は、生き残りの関頭に立つ日本の起死回生の〝妙手〟として国民が「神心統一法」を実践することを提案したい。本書を通じて訴えたいことは、「神心統一法」――あなたの宗教と天風の「心身統一法」の融合——の普及・実践により天風のいう「生命の力（人間力）」を強化することである。打ち沈んだ国民一人ひとりの人間の心を活性化できれば、「個人の幸福をかなえる」と同時に「一億個民の『生命の力（人間力）』を倍増（＝一億人力）」させることができる。「神心統一法」普及・実践により日本人の「生命の力（人間力）」を倍増することこそが、経済の停滞も、安全保障の強化も図ることができる〝妙手〟になるのではないだろうか。

天風の教えが、戦後の復興に寄与したように、今日の日本の閉塞状況を打開するためには日本人の「心」を変革する必要がある。私はその手法として、各個人の「神（仏）」と天風の「心身統一法」を融合することを提案・普及したい。

「神心統一法」は私の新しい造語である。天風は人の「心」と「体＝身」を統一することを目指したが、私はそれをさらに「神（仏）」（天風の「宇宙霊・造物主」ではなく皆様の「具体的な神〈仏〉」）と「人の心」を統一することを目指したい。

日本人の打ち沈んだ「心」を活性化するために「神心統一法」を活用すれば、財政投資は必要なく、「タダで」日本を抜本的に強化できると思う。

大げさかもしれないが、「神心統一法」の普及は、神が私に命じた使命なのではないかと思う次第である。微力だが、「神心統一法」を普及させて、多くの悩める方々を勇気づけ、その人生を強く幸せにすることを終生の目標にしたい。「神心統一法」は未だ完成の途上にある。

私自身を実験台として倦まず弛まず改良・工夫を重ねて参る所存である。

本稿はコロナの流行以前にいったん書き上げた。しかし、誰もその価値を見出してくれなかった。そんな中、以前からお付き合いのあった編集者の前田守人氏が目を止めてくださり、推敲を続けるよう励ましていただいた。また、本稿を受け入れ、書籍化を取り計らっていただいたプレジデント社書籍部の桂木栄一氏にも心から感謝したい。

最後に、本書とはペア（対）になる小説の原稿を紹介させていただきたい。本書が理論書とすれば、拙稿『宇久島奇譚』は、その具体例を小説という形で提示するものである。出版の暁には、併せてお読みいただければ『神心統一法』をより深くご理解いただけるものと確信する。

参考文献

『旧約聖書』（日本聖書協会）
『新約聖書』（ドン・ボスコ社）
『図説　聖書物語　旧約篇』山形孝夫（河出書房新社）
『図説　イエス・キリスト』河谷龍彦（河出書房新社）
『運命を拓く』中村天風（講談社）
『天風先生座談』宇野千代（二見書房）
『中村天風伝』松本幸夫（総合法令出版）
『図解　中村天風の行動学』武田鏡村（東洋経済新報社）
『成功の実現』中村天風（日本経営合理化協会出版局）
『Tem Pu Online - 天風』https://www.tempu-online.com/part4/02.html
『やさしく学ぶYOGA哲学 ヨーガスートラ』向井田みお（アンダーザライト）
『図説ヨーガ・スートラ』伊藤武（出帆新社）
『パタンジャリのヨーガスートラ』http://www.ultraman.gr.jp/ueno/2-yo-ganew_page_3.htm
『天風と頭山満』（石川博信氏の「人生は創作」から）http://www.g-rexjapan.co.jp/ishikawahironobu/archives/2957
『頭山満 偉大なる足跡－頭山満翁の生涯』北川晃二（西日本シティ銀行ホームページ）
『志るべ』誌、哲人追悼特別号

『いのちを活きる』杉山彦一（天風会）
「『ニューソート』の系譜。三位一体を否定し火炙りになったセルヴェトゥスからジョセフ・マーフィーまで」（システム思考・デザイン思考コンサルティングサイト／(株)Salt　http://www.saltad.co.jp/newthought3/newthoutkeif/）
【よくわかる】ニューソートって何？　詳しく！【後編】（ココロをつくるブログ cocoblo.net　https://cocoblo.net/newthought/post-1959/）
『ニューソート―その系譜と現代的意義』マーチン・A・ラーソン（日本教文社）
『中村天風と植芝盛平　氣の確立』藤平光一（東洋経済新報社）
『防衛駐在官という任務』福山隆（ワニブックスＰＬＵＳ新書）
『防衛省と外務省』福山隆（幻冬舎新書）
『空包戦記』福山隆（潮書房光人新社）
『「地下鉄サリン事件」自衛隊戦記』福山隆（光人社ＮＦ文庫）
『閣下と孫の「生き物すごいぞ！」』福山隆（ワニ・プラス）
『続空包戦記』福山隆（イカロス出版）
『スパイと日本人‐インテリジェンス不毛の国への警告』福山隆（ワニ・プラス）

著者略歴

福山　隆（ふくやま・たかし）

元陸将／ 元ハーバード大学アジアセンター上級客員研究員／
広洋産業株式会社顧問
1947年、長崎県生まれ。防衛大学校を卒業後、陸上自衛隊幹部候補生として入隊。韓国防衛駐在官勤務の後、1995年には、連隊長として地下鉄サリン事件の除染作戦の指揮を執った。2004年に陸将へ昇任し、翌年退官。ハーバード大学アジアセンター上級客員研究員、ダイコー株式会社取締役専務・執行役員を経て、現在は広洋産業株式会社顧問。
著書に『「陸軍中野学校」の教え』（ダイレクト出版）、『閣下と孫の「生き物すごいぞ! 」』（ワニ・プラス）ほか多数。

中村天風と神心統一法

2023年2月19日　第1刷発行

著　者　福山　隆

発行者　鈴木勝彦
発行所　株式会社プレジデント社
〒102-8641　東京都千代田区平河町2-16-1
平河町森タワー 13階
https://www.president.co.jp/
https://presidentstore.jp/
電話　編集(03)3237-3732
販売(03)3237-3731

企画・編集協力　前田守人
装丁　赤谷直宣
図版・DTP　朝日メディアインターナショナル株式会社
編　集　桂木栄一
制　作　関　結香
販　売　高橋 徹　川井田美景　森田 巌
末吉秀樹　榛村光哲
印刷・製本　凸版印刷株式会社

ISBN 978-4-8334-2491-2

Printed in Japan